Todestanz

Ursula Meissner | Heinz Metlitzky

TODESTANZ

Sex und Aids in Afrika

Eichborn.

1 2 3   05 04 03

© Eichborn AG, Frankfurt am Main, April 2003
Umschlaggestaltung: Diana Lukas-Nülle
Fotos: Ursula Meissner
Lektorat: Palma Müller-Scherf
Gesamtherstellung: Fuldaer Verlagsagentur, Fulda
ISBN 3-8218-3973-2

Verlagsverzeichnis schickt gern:
Eichborn Verlag, Kaiserstraße 66, D-60329 Frankfurt am Main
www. eichborn. de

INHALT

Vorwort

Afrika blutet aus. Jedes Jahr sterben dort so viele Menschen an Aids wie Berlin Einwohner hat. Unter Ausschluß der Öffentlichkeit. Ohne Dramatik, ohne spektakuläre Fernsehbilder, ohne sichtbaren Feind. Das afrikanische Drama findet heimlich und im stillen statt, auf Sterbelagern in dunklen, oft fensterlosen Strohhütten, auf primitiven Friedhöfen, in geliehenen Särgen, in den Herzen hinterbliebener Waisenkinder, die fortan ihr tristes Leben selbst in die Hand nehmen müssen. Die Bestattung ihrer Eltern ist erst der Anfang ihrer lang anhaltenden Tragödie.

Es ist keine Übertreibung, wenn man HIV/Aids als die größte Seuche seit Menschengedenken bezeichnet, verheerender als der Schwarze Tod des 14. Jahrhunderts. Damals fielen rund 25 Millionen Menschen, ein Viertel der Bevölkerung Europas, der Pest zum Opfer. Die »Gottesgeißel« verbreitete sich rasch, entfaltete über Nacht ihre entsetzliche Wirkung, verschwand aber auch wieder völlig. HIV/Aids dagegen kommt auf leisen Sohlen daher, verbreitet sich, ohne Schock und Schrecken zu verursachen, und läßt sich sogar noch beim Tode leugnen: Auf den Totenscheinen afrikanischer Aidsopfer steht nur in den seltensten Fällen »Aids« als Todesursache. HIV/Aids ist eine heimliche und schleichende Plage, die voraussichtlich noch viele Jahrzehnte ihr Unwesen treiben wird. Sie verharrt lange in Wartestellung, um sich über Jahre unbemerkt zu verbreiten, bevor sie zuschlägt und ihr mörderisches Werk grausam vollendet. Der Graue Tod.

42 Millionen Menschen sind derzeit weltweit mit dem Virus infiziert. Jeden Tag kommen 14000 hinzu. Und die Ansteckungsraten steigen stetig. 13 Millionen Aidswaisen gibt es, 92 Prozent davon in Afrika. Obwohl die Zahlen erdrücken,

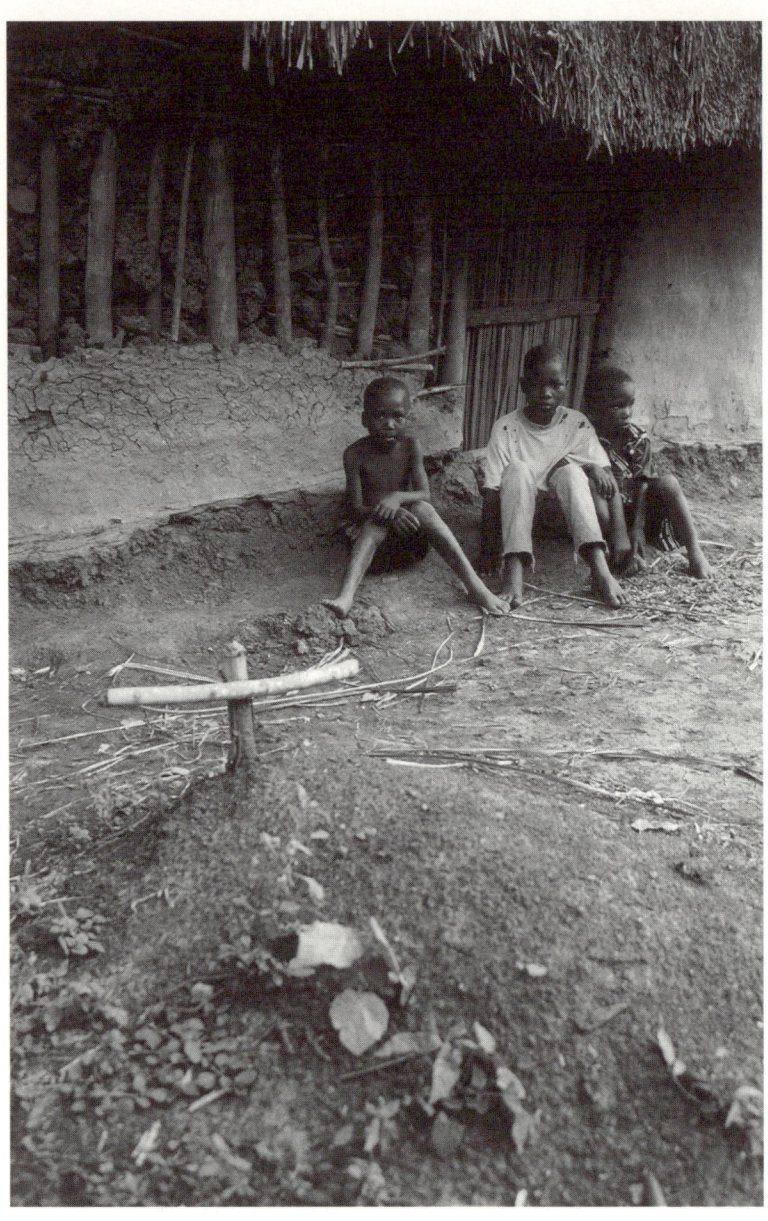

Das Grab der Eltern vor der Hütte. Die Kinder wissen noch nicht,
wie es für sie weitergehen soll.

bleiben die meisten von uns gelassen. Selbst die Hilfsorganisationen haben lange, allzu lange tatenlos zugesehen – bis die eigenen Mitarbeiter wegzusterben begannen. Was lange tabuisiert, verschwiegen, negiert wurde – ist heute nicht mehr zu leugnen, nicht mehr zu verharmlosen. Ist es noch zu bremsen?

Wer der Frage nachgehen will, warum sich HIV/Aids in Afrika – anders als etwa hierzulande – offenbar völlig ungehindert und mit entfesselter Geschwindigkeit ausbreitet, so daß in einigen Ländern des südlichen Afrikas bereits jeder dritte infiziert ist, muß sich zwangsläufig mit den dort vorkommenden sexuellen Praktiken und kulturellen Denkstrukturen auseinandersetzen – ein heikles Unterfangen, das leicht eine diskriminierende Haltung befördern könnte. Er muß sich auch mit der Armut Afrikas befassen und mit der Macht- und Ratlosigkeit afrikanischer Regierungen, sich der HIV/Aids-Herausforderung wirksam zu stellen.

Im vorliegenden Buch schildern die Fotografin Ursula Meissner und Heinz Metlitzky, der schon als ZDF-Korrespondent brisante Themen nicht gescheut hat, manche heiklen, intimen und komplizierten Sachverhalte in einer verständlichen und beweglichen Sprache. Unter der unübersehbaren Flut der HIV/Aids-Literatur, die sich ausgiebig mit den wissenschaftlichen Aspekten befaßt, fehlte bislang ein Buch, das die kulturellen Hintergründe der raschen Verbreitung in Afrika einem Nichtfachmann begreiflich macht. Meissner und Metlitzky haben dieses Buch vorgelegt.

Weil wir hier in Deutschland der dramatischen HIV/Aids-Ausbreitung in den Entwicklungsländern bislang noch viel zu wenig Beachtung schenken, haben kirchliche und nichtkirchliche Hilfswerke, darunter WORLD VISION, das deutsche »Aktionsbündnis Aids« gegründet, dessen Aufgabe es ist, Menschen über die sich vollziehende Katastrophe zu informieren sowie Mittel und Ressourcen für den weltweiten Kampf gegen den Grauen Tod zu mobilisieren. Es ist zu wünschen, daß das vorliegende Buch in diesem Bemühen ein wirksamer Baustein sein wird.

Kurt Bangert

Leiter Öffentlichkeitsarbeit

WORLD VISION Deutschland e. V.

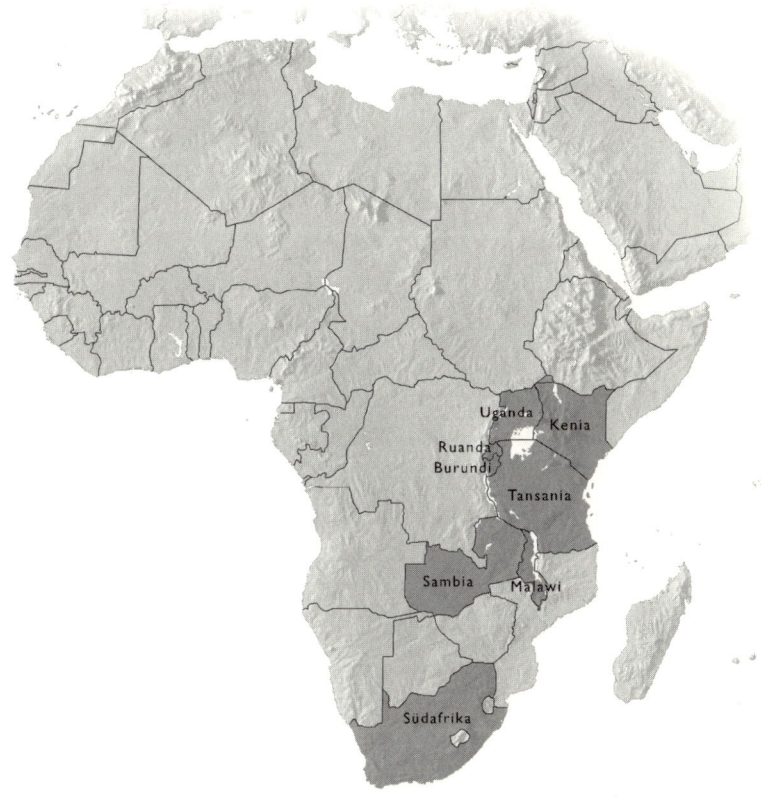

Uganda
Kenia
Ruanda
Burundi
Tansania
Sambia
Malawi
Südafrika

0   500   1000   1500   2000 Miles
0   500   1000   1500   2000   2500   3000 Kilometres

Einleitung

Vor unserer Abreise zu den Recherchen für dieses Buch fragten Freunde: »Wißt ihr, was ihr euch da vorgenommen habt?« Wir dachten, wir wissen es. Wir, der erfahrene, politische Journalist und die Journalistin, die sich über ihre Fotos einen Namen gemacht hat, wollten Aids in Afrika nachspüren. Wir wollten erkunden, warum die Epidemie sich dort unglaublich schnell ausgebreitet hat, wollten unbekannte politische und wirtschaftliche Zusammenhänge aufdecken, nachforschen, warum es keinen Impfstoff gegen Aids gibt, weshalb Medikamente gegen die Immunschwäche so teuer sind.

Der Fotografin, die sich sonst eher in Kriegs- und Krisengebieten beweist, gingen seit einer Reise durch Sambia Bilder von Aidskranken nicht mehr aus dem Kopf. Frauen, die zu schwach waren, den Löffel mit der Medizin allein an den Mund zu führen; Kinder, zum Skelett abgemagert; Kranke ohne irgendeine ärztliche Hilfe. War das überall so in Afrika? Konnte man mit der Kamera dokumentieren, wie das ist, wenn Generationen sterben?

Wie würden wir uns am besten zurechtfinden? Es lag nahe, Unterstützung für das Vorhaben bei denen zu erbitten, von jenen wir wußten, daß sie seit Jahren in Afrika helfen, demnach besonders sachkundig sind. Etwa eine private Hilfsorganisation wie WORLD VISION. WORLD VISION hat uns Reisen durch mehrere zentralafrikanische Staaten ermöglicht. Über die Büros von WORLD VISION vor Ort konnten wir rasch Kontakte zu Regierungen knüpfen, die sonst nur nach langwieriger Vorbereitung zustande kommen. Die einheimischen Vertrauensleute der Hilfsorganisation brachten uns zu den Aidskranken im Busch, und diese waren daraufhin bereit, mit uns Fremden offen zu sprechen.

Dafür bedanken wir uns und insbesondere auch dafür, daß WORLD VISION dennoch nie versucht hat, sich in unsere journalistische Arbeit einzumischen.

Acht Länder standen innerhalb eines Jahres auf unserem Programm: die Republik Südafrika, Malawi, Sambia, Kenia, Uganda, Ruanda, Burundi, Tansania. Für die Hauptstädte nahmen wir uns wenig Zeit. Afrika lebt auf dem Land. Die Dörfer besuchen heißt, viele Stunden mit dem Geländewagen über Feldwege fahren, die oft nur ein erfahrener Spurensucher ausmachen kann. Dann wieder rutschiger Lehm, glitschige Blätter in Bananenhainen, vor allem aber tiefe Furchen und Steine, Steine, Steine.

Es kam wieder einmal alles anders, als wir es erwartet hatten. Nicht neues Elend entdeckten wir, sondern vielmehr einen untrennbaren Zusammenhang von Sex und Aids in Afrika. Die Epidemie kann nur durch eine sexuelle Revolution aufgehalten werden. Denn noch immer sind Partnerwechsel, Prostitution und Promiskuität weit verbreitet.»Ungeschützter Geschlechtsverkehr«, wie die Vereinten Nationen es nennt, also Sex ohne Kondom, ist normal. Ebenso normal wie Lkw-Fahrer, die damit prahlen, daß sie unentwegt neue Frauen für Sex bezahlen, und die so das Virus kreuz und quer durch Afrika tragen, ähnlich den Soldaten der Bürgerkriegsarmeen.

Die Lkw-Fahrer lassen sich fotografieren, auch Prostituierte tun dies. Wer aber in diesem Buch Sexfotos erwartet, wird dergleichen nicht finden. Die Fotos in diesem Buch zeigen das Leben der Menschen, die von Sex und Aids betroffen sind. Sexuelle Gewohnheiten werden dabei schon geschildert. Das schien uns für das Verständnis des Lesers notwendig.

Manche meinen vielleicht, zum Thema Aids in Afrika gehöre auch eine ausführliche Kritik unsinniger Waffenkäufe und eine Zusammenstellung der Kosten, die von den zahlreichen Bürgerkriegen verursacht werden. Diese Milliarden wären wahrlich im Gesundheitswesen besser angelegt. Doch das ist ein Thema, das eigene Nachforschungen verlangt. Gewiß wäre es reizvoll, beispielsweise zu untersuchen, warum ausgerechnet die von Aids besonders betroffene Republik Südafrika moderne Unterseeboote zur Bekämpfung illegalen Fischfangs vor ihrer Küste braucht.

In diesem ungewöhnlichen Sachbuch über Aids werden viele Geschichten erzählt, und die den Text begleitenden Fotos rücken Aids in Afrika in greifbare Nähe. In Afrika ist es schwierig, von Beobachtungen in einem kleinen Bereich auf die allgemeinen Verhältnisse zu schließen. Der »Bericht 2002 über die globale Aidsepidemie« von UNAIDS war deshalb sehr nützlich. Dankbar vermerken wir auch Hinweise von »Open Secret« in Uganda, dem Land, das sich des Aidsproblems nicht schämt und freimütig alle verfügbaren Zahlen und Einzelheiten über die Zustände im Land veröffentlicht.

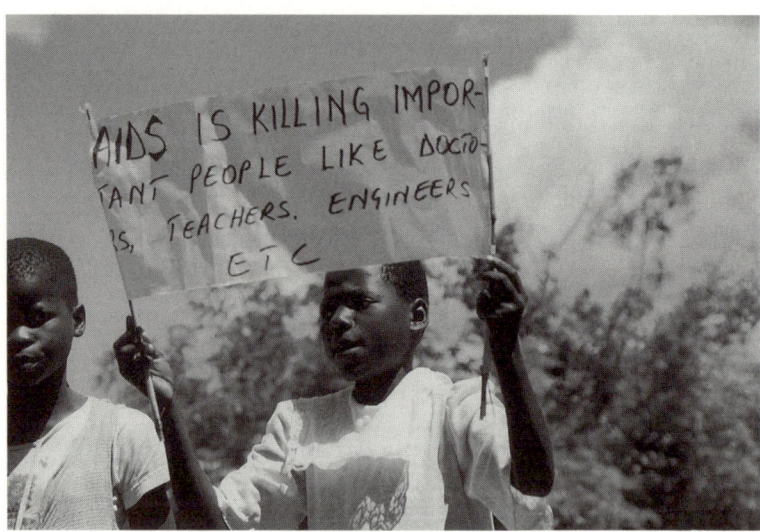

»Aids bringt wichtige Leute um«, warnt das Plakat: »Wie Ärzte, Lehrer, Ingenieure usw.« So werden auf einfache Art jene, die lesen können, an die tödliche Krankheit erinnert.

Du nimmst meine Frau, ich deine

Die Löwen werden unruhig, nicht die putzigen Kleinen, die tolpatschig zwischen den Felsen turnen, sondern ihre Mütter, die sich mißmutig von den sonnigen Liegeplätzen erhoben haben und sich knurrend recken und strecken. Vor allem der große Alte mit der prächtigen Mähne, der das Maul aufreißt, die Zähne fletscht, hin und her schleicht, als ob er ein fremdes Tier wittert. Ein Tier, gegen das er sein Rudel gleich mit den schweren Pranken verteidigen muß. Dazu wird es jedoch nicht kommen.

»Der Heißluftballon wird nicht weiter heruntergehen. Am besten fotografieren Sie jetzt«, rät der Ballonführer seinen Gästen. »Wenn wir zu tief heruntersinken, schauen die nach oben und laufen weg. Die bleiben jetzt ohnehin nicht mehr lange auf diesem Fleck. Sie laufen immer weg, wenn sie jemand stört.«

Hätte der Ballonführer keine Löwen ausgemacht, dann Giraffen oder Elefanten oder eine Familie der Geparden mit dem gefleckten Kopf. Das sind elegante große Katzen, man könnte meinen, ein Modedesigner habe an ihrer Schöpfung mitgewirkt.

Es ist keine einmalige Fahrt mit dem Heißluftballon im Tierschutzgebiet der Serengeti zu Ehren irgendeines prominenten Gastes. Es ist vielmehr der »Inbegriff der Safari«. So steht es im Prospekt. »Safari« nannten früher einmal die Ureinwohner dieser Landschaft eine mehrtägige Reise mit einer Trägerkarawane.

Vor einigen Jahren war es hier möglich, gegen entsprechendes Trinkgeld mit dem Geländewagen auf Fotojagd querfeldein auf die Lagerstätten und Weidegründe der Tiere zuzufahren. Das hat die Regierung von Tansania jetzt strikt untersagt.

Gegen Heißluftballons, die wie riesige Ungeheuer unvermittelt aus dem Himmel bis auf 30 Meter auf die ahnungslosen Tiere heruntergehen, hat offenbar niemand etwas einzuwenden.

Es geht um viel Geld. Für reiche Gäste mit Privatmaschinen wird in der Serengeti schon ein zweiter Privatflugplatz angelegt. Ballonfahrern wird vom vorausgeeilten Bodenpersonal mitten in der Steppe nach der Landung eisgekühlter Champagner serviert. Dazu ein englisches Frühstück auf englischem Leinen und englischem Porzellan und mit englischem Silber.

Über den grauen Gedenkstein ist längst Gras gewachsen. Der deutsche Naturschützer Michael Grzimek ist hier mit dem Flugzeug abgestürzt. Auch von seinem Vater Bernhard Grzimek spricht niemand mehr. Es ist ja auch schon ein halbes Jahrhundert vergangen, seit die beiden Deutschen die Serengeti und ihre Tiere auf der ganzen Welt bekanntgemacht haben mit dem Hilferuf: »Die Serengeti darf nicht sterben.« Ihnen ist es maßgeblich zu verdanken, daß ein Reservat für die Löwen und für Hunderttausende anderer Tiere entstand. Für Zehntausende von Touristen aus Europa und Amerika, aus Japan und Australien immer noch ein wundervoller Ausflug in eine fremde Welt.

Manchmal sind Geländewagen regelrecht in Rudeln auf den schmalen Wegen unterwegs, als ob die Safari-Unternehmer das den Tieren abgeschaut hätten. Nicht immer treffen sie gleich am ersten Tag auf das große Wild. Die Serengeti bietet aber noch andere ungewöhnliche Aufnahmen für das Familienalbum oder für den Videoabend mit Freunden, die weit weg von hier digitale Tricks vermuten lassen. Zum Beispiel Vögel, die durch Flammen fliegen. Ein seltenes Schauspiel. Das gibt es nur, wenn im Reservat trockenes Steppengras abgefackelt wird. Große, storchenähnliche Vögel sind dann die Attraktion. Sie schlenkern einen Kropf, der an den von

Geiern erinnert. Sie scheren sich nicht um Feuer und Rauch. Im Gegenteil, das zieht sie an.

Sie flattern tatsächlich ganz unbekümmert dorthin, wo die Glut noch glimmt, und es sieht von weitem so aus, als ob sie durch die Flammen fliegen. In der Glut stochern sie nach Würmern und Larven, die anscheinend nur dann aus dem Boden herauskriechen, wenn es ihnen dort zu heiß wird. Das müssen besondere Leckerbissen sein, denn ungefährlich ist das Stöbern in der Hitze für die Vögel nicht. Die Touristen können für die Aufnahmen im Auto sitzen bleiben. Sie müssen nur das Fenster herunterlassen. Die Feuervögel sind nicht mehr als zehn Meter entfernt.

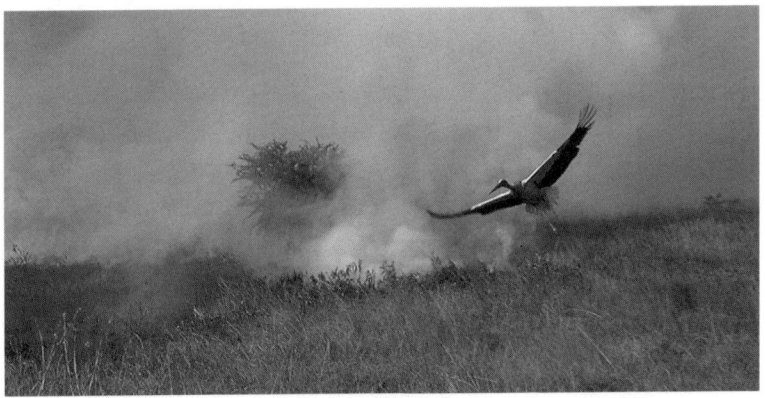

Feuervögel im Naturschutzgebiet der Serengeti. Sie jagen in der Glut nach Insekten und Würmern, die ein Grasbrand an die Oberfläche treibt.

Am Abend sitzen alle im Buschhotel und tauschen Erfahrungen aus. Der am häufigsten zu hörende Kommentar, dem stets andächtiges Nicken der Umsitzenden folgt: »Das ist ja alles wie im Traum.« Damit ist nicht das Hotel gemeint, das einfallsreiche Architekten aus Holz und Glas um riesige Granitblöcke mitten in der Serengeti errichtet haben und von dem man angesichts des Afrikas der weiteren Umgebung meinen könnte, es stehe auf einem anderen Stern. Das gilt auch nicht der Dusche im Zimmer, deren Wasser nie versiegt.

Woher sollen die Touristen im Buschhotel auch wissen, daß Wasser im Busch kostbar ist und von Frauen und Kindern mühevoll kilometerweit zu ihren Hütten herangeschleppt werden muß? Manchmal stammt es aus übelriechenden Wasserlöchern, weil es keinen Brunnen gibt.

Der Spruch vom Traum ist auch nicht auf das Büffet gemünzt, wo der Koch bei Kerzenlicht frische Salate, italienische Gerichte und französischen Wein serviert, als bediene er Gäste in Frankfurt oder Berlin. Während im nächsten Dorf außerhalb des Wildreservats die meiste Zeit des Jahres die Kinder hungern. Schon eher gilt die Begeisterung dem Blick aus dem Zimmer des Buschhotels, weil vor dem Fenster zum Greifen nahe Tiere grasen, die der Tourist sonst nur im Zoo seiner Heimatstadt betrachten kann.

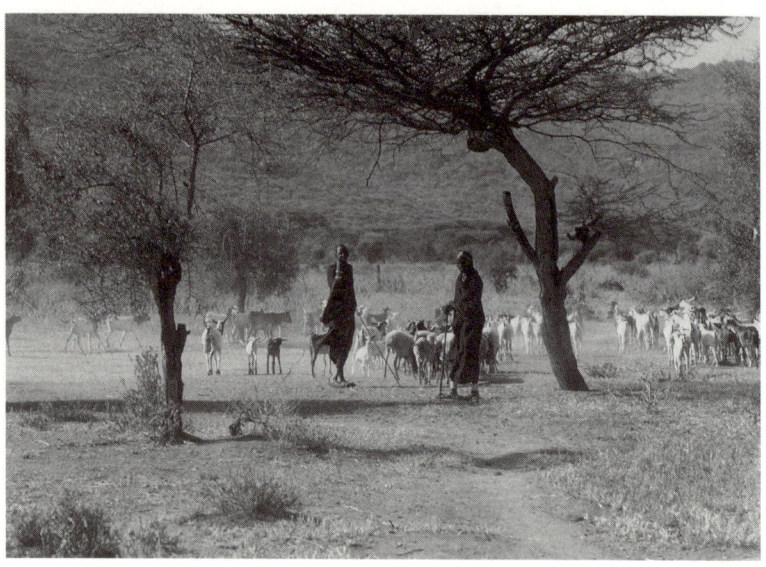

Einst waren die Massai stolz auf ihre Rinderherden. Jetzt sind sie glücklich, wenn sie Ziegen weiden können.

Der Traum der Serengeti wird durch nichts gestört. Afrikatourismus führt ein heiles Afrika vor, das es so nicht gibt. Wem fällt auf, daß er im Buschhotel unter den Gästen keinen schwarzen Afrikanern begegnet, allenfalls Schwarzen aus Amerika? Wer fragt schon am Empfang nach einem Telefonbuch der Umgebung, weil er eine Nummer in einem Städtchen am nahen Viktoriasee sucht, um erstaunt zur Kenntnis zu nehmen, daß es ein solches Telefonbuch nicht gibt, weil zu wenig Telefone zugelassen sind.

Jedes Forschen nach einem Telefoneintrag endet mit einem ungewöhnlichen Erlebnis. Vielleicht hat der Portier versehentlich zum Telefonbuch von Daressalaam gegriffen, der größten Stadt Tansanias? Der Name der Stadt ziert schließlich das Umschlagblatt. Nein, nein, beschwichtigt der Mann, der sich um das Wohl der Hotelgäste kümmert. »Sie blättern im Telefonbuch von ganz Tansania. Da müßte Ihre Nummer auch registriert sein.« Er begreift nicht, warum das so schwer zu verstehen ist. Das dünne Telefonbuch gleicht einem Offenbarungseid. Es sagt mehr aus über den Zustand des Landes als alle Zahlen über Pro-Kopf-Einkommen, Bruttosozialprodukt und was es da sonst noch gibt.

Der ostafrikanische Staat Tansania erstreckt sich über eine Fläche, die so groß ist wie die Bundesrepublik und Frankreich zusammen. Es wohnen mehr als 30 Millionen Menschen in diesem Staat. Doch in ganz Tansania sind offenbar weniger Telefone angeschlossen als in Mainz. Ich kann Tansanias schwindsüchtiges Telefonbuch so gut mit dem Mainzer Telefonverzeichnis vergleichen, weil das Mainzer daheim auf meinem Schreibtisch liegt und ich es täglich benutze.

Ob es Afrikas entsetzliche Armut ist, die diesen riesigen Kontinent für die meisten Deutschen so uninteressant macht, seine Tierparks und Landschaftswunder ausgenommen? Wenn nicht Krieg ist, wenn nicht eine große Hungersnot droht, wenn nicht gerade wieder einmal die Schwarzen diesmal die wirklich letzten Weißen vertreiben, wird Afrika in unseren Medien selten herausgestellt. Vielleicht liegt es aber auch daran, daß die Generation heute, anders als bei Engländern und Franzosen, keinen direkten Bezug mehr zu Deutschlands kolonialer Vergangenheit hat. Sie war ja ohnehin sehr kurzlebig und endete schon mit dem Ersten Weltkrieg. Vielleicht gibt es einen viel einfacheren Grund: Afrika ist sehr weit weg.

Vor 100 Jahren sah man das nicht so. Tansania war damals Deutsch-Ostafrika, mit dem höchsten Berg des Kontinents, dem Kilimandscharo, 5985 Meter hoch. Das ist kein Kletterberg wie das Matterhorn. Aber ein Berg mit verschneitem Gipfel trotz der Nähe zum Äquator. Als erster bestieg natürlich damals ein Deutscher den Kilimandscharo. Nach hundert Jahren ist er immer noch Afrikas meist fotografierter Gipfel.

Er könnte der Hausberg der Massai sein, würden die nicht äußerst ungern kraxeln. Die Massai hatten es den Deutschen einmal angetan. Weil sie sowohl im Norden des Kilimandscharo leben, also in Kenia, wie auch im Südwesten, in Tansania. Jene hochgewachsenen, schlanken, sehr dunklen Männer, die scheinbar nur aus straffen Sehnen und prallen Muskeln erschaffen sind.

Die Massai und die Tiere der Serengeti beflügeln bis heute unsere Vorstellung von einem ursprünglichen Afrika, an dem wir mehr Gefallen finden als an einem Afrika von übermorgen mit Computern und Automobilen. Etwa eine halbe Million Massai gibt es noch, die von immer kleineren Viehherden auf schrumpfendem Weideland leben müssen, weil ihre Umwelt kein Verständnis mehr für umherziehende Nomaden hat. Sie sollen seßhaft werden und sich mit kleinen Feldern zufriedengeben.

Die Massai stehen für einen wehmütigen Abgesang auf das alte Afrika. Man könnte es dabei belassen. Es gibt genügend Fotos von den Kriegern mit Speeren. Aber die Massai liefern uns, indem sie eigensinnig an ihrer Kultur festhalten, einen Schlüssel zum besseren Verständnis dafür, warum sich in Afrika so vieles nur unendlich schwer verändern läßt, was eigentlich seit Aids ganz rasch geändert werden müßte. Und warum ein winziges Virus sich in Afrika vor dem Hintergrund althergebrachter Sitten viel schneller als vorhersehbar zu einer katastrophalen Epidemie mit Millionen Toten ausweiten konnte.

Obwohl ihnen das beim stundenlangen Laufen in der sengenden Sonne viel Mühe macht, schlingen sie ihre schwarzrot karierten Umhänge malerisch um Hüften und Schultern. Ihre blankgeschliffenen, spitzen Speere sollen sie immer noch als Krieger ausweisen, doch haben sie damit glücklicherweise schon lange niemanden mehr umgebracht, auch keine Löwen.

Auffällig an ihnen sind die ebenmäßigen, fast europäisch anmutenden Gesichtszüge und die geraden Nasen, die sie von den meisten anderen schwarzen Afrikanern unterscheiden. Es ist mir nicht gelungen herauszufinden, warum auch den Männern schon im Kindesalter in den unteren Rand der Ohrläppchen etwa eurogroße Löcher geschnitten werden, da sie doch anders als ihre Frauen normalerweise keine riesigen Ohrringe tragen.

Den Frauen der Massai werden die Köpfe glattrasiert, während die Männer das Kopfhaar langwachsen lassen. Die Frauen basteln aus bunten Glasperlen und farbigen Steinen kunstvolle Gürtel, Bänder und breite Halskrausen und dekorieren diese wiederum mit rund oder eckig gestanzten Blättchen aus Blech. Die Halskrausen ähneln der Form nach jenem Schmuck, der im Mittelalter in Europa bei Bürgerfrauen sehr beliebt war.

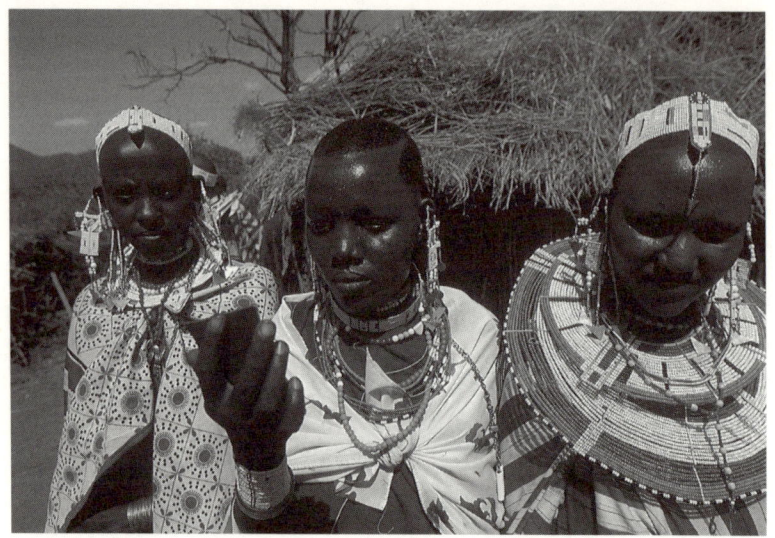

Spieglein, Spieglein in der Hand heißt es bei den Massai im Kral.
Tausch der Ehefrauen ist üblich.

Wie die Männer werden die Frauen bis heute beschnitten. Bei den Männern kann die Entfernung der Vorhaut aus hygienischen Gründen gerechtfertigt werden. Ausgrabungen zeigen, daß dies schon in grauer Vorzeit mit steinernen Messern üblich war.

Die Entfernung der Klitoris im Kindesalter ist eine äußerst schmerzhafte Operation. Sie nimmt den Frauen jedes sexuelle Empfinden. Den Männern scheint das ziemlich egal zu sein. Ihre Frauen werden zu bloßen Gebärmaschinen. Die Beschneidung der Frauen ist bis heute nicht nur bei den Massai, sondern auch bei anderen afrikanischen Stämmen üblich. Sie wird mit einem jahrhundertealten Ritual erklärt. Fragt man Frauen direkt danach, warum die Beschneidung bis heute beibehalten wird, meinen manche Mütter gar, wenn ich beim Sex kein Vergnügen empfand, warum soll es meine Tochter dann besser haben?

Vor einigen Jahren hat vermutlich einmal ein gönnerhafter Zeitgenosse einem Massai einen Dollar geschenkt, als dieser sich ohne weiteres fotografieren ließ. Vom Trinkgeld hat der dann natürlich im Kral, in der Hüttensiedlung, erzählt. Seither ist es unmöglich, Aufnahmen von Massai zu machen, ohne daß vorher über einen Preis für das Ablichten verhandelt wird.

Ob Frauen mit Kopfschmuck, ob Männer im Umhang mit Speer an der Seite, naht sich ihnen ein Fremder, wird ihm gleich die offene Hand hingestreckt. Dazu sagen sie die beiden einzigen fremdsprachigen Wörter, die sie kennen: »Picture, Dollar.« Auch wenn nicht jeder Tourist die Kamera zückt. Für die Massai ist der Dollar die einzige Währung, die es gibt. Anderes Geld akzeptieren sie nicht.

In der Serengeti machen die Massai feine Unterschiede. Wie sie darauf gekommen sind, weiß man nicht. Sie lesen keine Zeitung, besitzen keinen Fernseher, da es bei ihnen noch nicht einmal Strom gibt. Woher wissen sie also, daß es bei den Ausländern solche und solche gibt? Vielleicht sind ihnen bei gele-

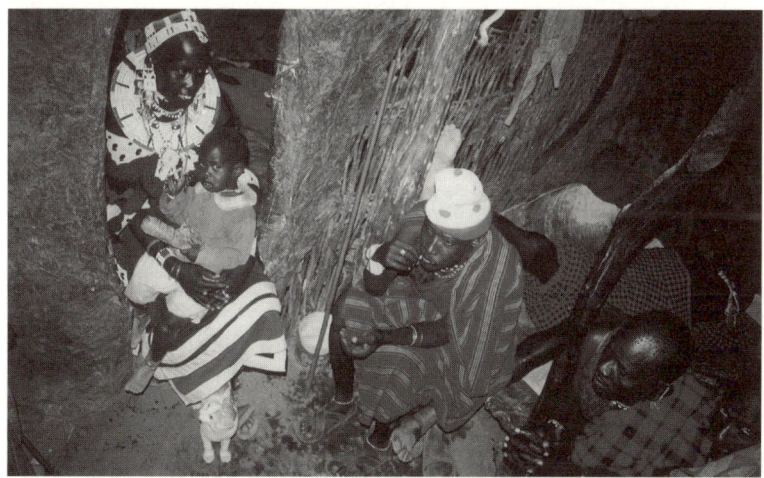

Eine Hütte der Massai: Schlafzimmer, Wohnzimmer, Küche. Hier wird jetzt auch über Kondome diskutiert.

gentlichen Ausflügen in die Stadt Unterschiede aufgefallen. Jedenfalls sind Amerikaner für sie reiche Leute, und alle anderen haben nicht soviel Geld. Das bedeutet, sie verlangen von amerikanischen Reisegruppen 50 Dollar Fotogebühren, bei Europäern geben sie sich mit zehn Dollar zufrieden.

Auch ein kleiner Junge verlangt schon Geld, der mit malerischem Umhang am Wegrand Ziegen hütet. Den Speer, den er dabei schwenkt, hat ihm wohl die Familie mitgegeben, damit er von den Touristen ernstgenommen wird. Den Dollar, den er kassiert, hält er zunächst abwägend gegen das Licht. Dann reibt er die Banknote zwischen Daumen und Zeigefinger, als ob er sie zusätzlich auf ihre Echtheit prüft. Schließlich nickt er billigend und setzt sich in Pose.

Die Massai sind von Natur aus verschlossene, in sich gekehrte Menschen. Wer sie in der Steppe erlebt, kann sich kaum vorstellen, daß manche von ihnen inzwischen studieren und es bereits eine Professorin gibt, die stolz auf ihre Herkunft von den Massai verweisen kann. Schließlich trinken sie im Kral, so heißen ihre Rundsiedlungen mit Hütten aus Lehm, Kuhdung und Urin geformt, noch das Blut ihrer Tiere. Die Massai überlassen es ihren Frauen, sich mit der schweren Tagesarbeit zu schinden und halten auch sonst an allem Hergebrachten fest.

Wir verdanken es einer Schweizerin, die eine Zeitlang mit einem Massai im Busch verheiratet war, daß uns Lebensgewohnheiten der Massai hautnah überliefert sind. Vor einigen Jahren hat sie ein Tagebuch ihrer kurzen afrikanischen Episode unter dem Titel »Die weiße Massai« veröffentlicht. Sie war völlig erschöpft und gedemütigt mit einer kleinen Tochter aus Ostafrika nach Europa zurückgekehrt.

Eine schwärende, fürchterlich juckende Hautreizung bei Mutter und Tochter erkannte der Arzt in der Schweiz gleich als Krätze. Diese ansteckende, durch Dreck und Schmutz begünstigte Hautkrankheit war in Europa in vergangenen Jahrhunderten sehr verbreitet und ist heute fast ausgestorben. Was nur beweist, daß die Massai in der Steppe oft kein Wasser zum Waschen haben. Selbst Wasser zum Trinken ist dort rar. Die Schweizerin läßt uns auch an Intimitäten ihres Alltags teilhaben. Das Liebesleben der Massai kannten wir bisher nicht. Es mutet uns seltsam an, aber Frauen und Männer der Massai küssen sich nicht, auch nicht beim Liebesspiel. Selbst nachts, wenn sie nackt nebeneinanderliegen, berühren die Männer die Frauen nicht unterhalb des Nabels. Und Frauen wiederum fassen das Geschlechtsteil ihrer Männer nicht an. Daß Partnertausch bei den Massai üblich ist, läßt uns die Schweizerin nur ahnen. Ihr Ehemann schien sich mit ihr allein nicht zufriedengegeben zu haben und ging zu anderen Frauen.

Ihre afrikanische Zeit schildert die Schweizerin sonst eher oberflächlich. Es gelingt der weißen Massai nicht, in die Gedankenwelt der Massai einzudringen und mehr über soziale Strukturen zu erfahren. Was vielleicht auch daran lag, daß ihr Ehemann nur wenige Worte Englisch sprach und sie mit geringen Kenntnissen der Suaheli-Sprache auskommen mußte.

Von Völkerkundlern erfahren wir, auf welche Weise die Massai bis in die Jetztzeit versuchen, als eine enge Gemeinschaft eigenständig zu bleiben, die sich dem Druck der jeweils Regierenden zur Anpassung an die Neuzeit hartnäckig widersetzt. Wenn junge Männer eines Stammes 15 oder 16 Jahre alt sind, wird jeweils mit einer kleinen Schar von ihnen die gemeinsame Beschneidung zelebriert. Das war schon immer so. Soweit kennen wir es auch aus anderen Gegenden Afrikas. Bei den Massai entsteht so ein ganz besonderes, feierliches Gefühl dafür, daß die gemeinsam Beschnittenen von nun an eng zusammengehören, ja geradezu eine verschworene Gemeinschaft bilden, und das ihr ganzes Leben lang.

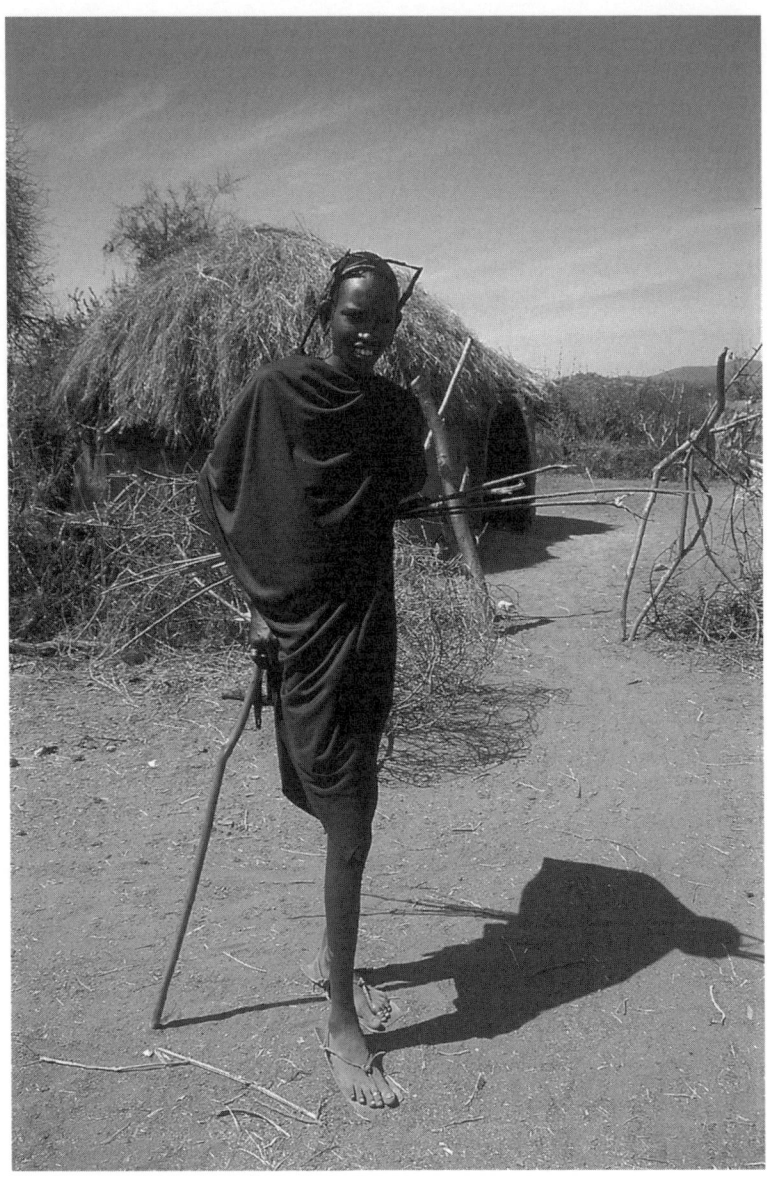

Für junge Massai bedeutet die Beschneidung den Eintritt ins Mannesalter. In der Zeit, in der die Wunde am Penis heilt, sind sie schwarz gekleidet, nicht zur Trauer, sondern zur Feier.

Die Orden der gleichaltrigen und zur selben Zeit beschnittenen Krieger haben ein für uns ungewöhnliches Verhältnis zu ihren Ehefrauen. Um den Zusammenhalt zu unterstreichen, tauschen Krieger, sobald sie verheiratet sind, untereinander die Ehefrauen aus. Wie das im einzelnen vor sich geht, ist schwer zu durchschauen.

Ob eine Frau längere Zeit mit einem anderen Mann verbringt oder ob er nur einige Nächte bei ihr schläft oder vielleicht auch nur eine einzige Nacht, hat noch niemand studiert. Wir wissen auch nicht, ob es nach dem Prinzip geht, du nimmst meine Frau, ich deine oder wie sie die Kinder aufteilen. Bekannt ist lediglich, daß allein die Wünsche der Männer beim Partnertausch maßgeblich sind. Sie entscheiden, wer mit wem, wann und wo.

Die Frauen müssen sich fügen. Sie dürfen ihrerseits nicht wählen und schon gar nicht nein sagen. Sie rebellieren aber auch nicht. Partnertausch ist nur innerhalb einer Gruppe gemeinsam beschnittener Männer üblich, nicht zwischen unterschiedlichen Altersgruppen. Das gilt anscheinend auch für den Partnertausch von Stamm zu Stamm, selbst wenn es sich um Gleichaltrige handelt.

Aids hat am Partnertausch nichts geändert. Nach der Überzeugungsarbeit einer Hilfsorganisation werden in einem Stamm immerhin von den Männern jetzt Kondome benutzt.

Die Stämme der Massai sind hierarchisch gegliedert. Junge Krieger einer Altersgruppe müssen 15 Jahre warten, dann werden sie zu älteren Kriegern geweiht. Damit sind bestimmte Vorrechte verbunden. Dann folgt nochmals eine 15jährige Wartezeit. Sie sind inzwischen etwa 45jährige Massaisenioren. Aus deren Mitte werden die Weisen des Stammes gewählt, einer davon als Wortführer.

Feiern die Massai zwischen ihren Hütten, zeigt sich, daß es trotz Partnertausch kaum zu Ausschweifungen kommt. Alko-

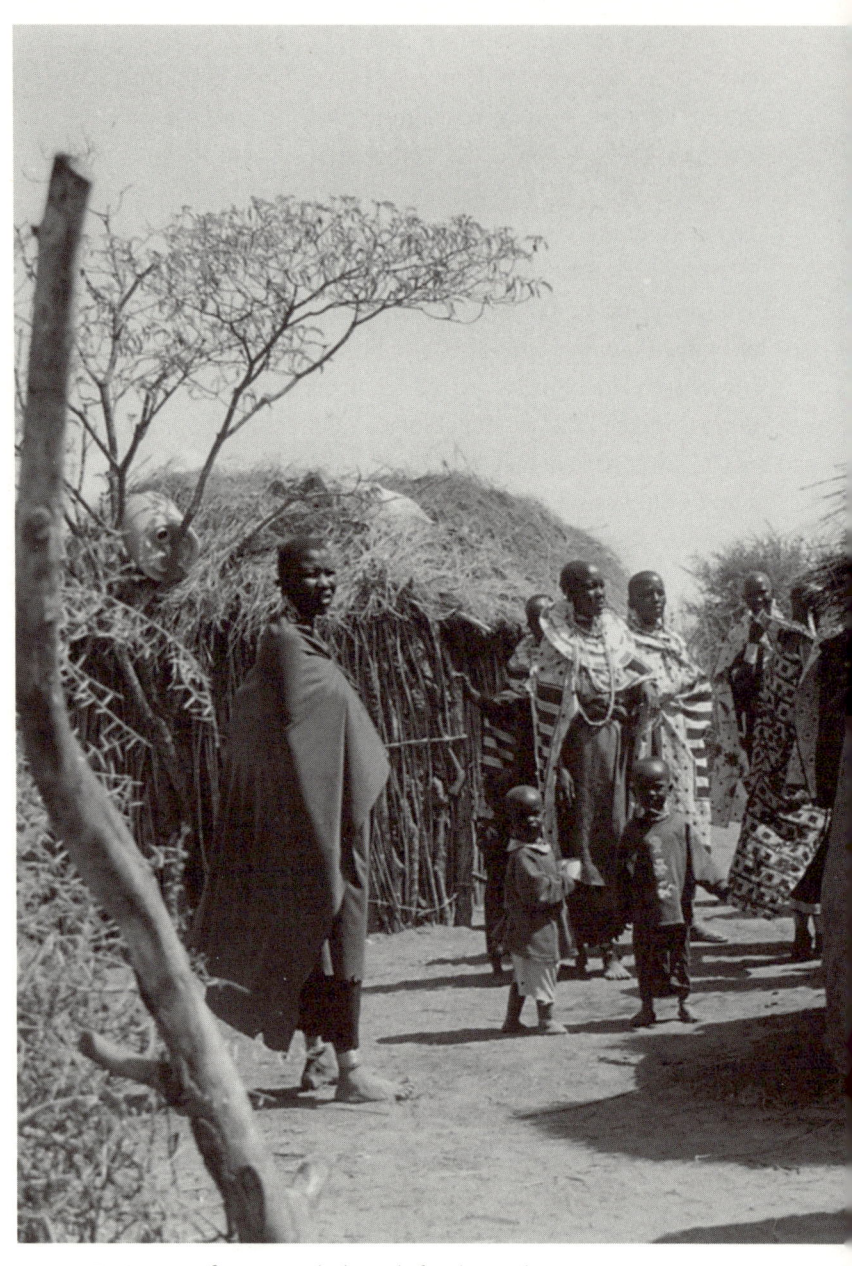

Die Hauptstraße im Massaikral. Geschäfte gibt es nicht.

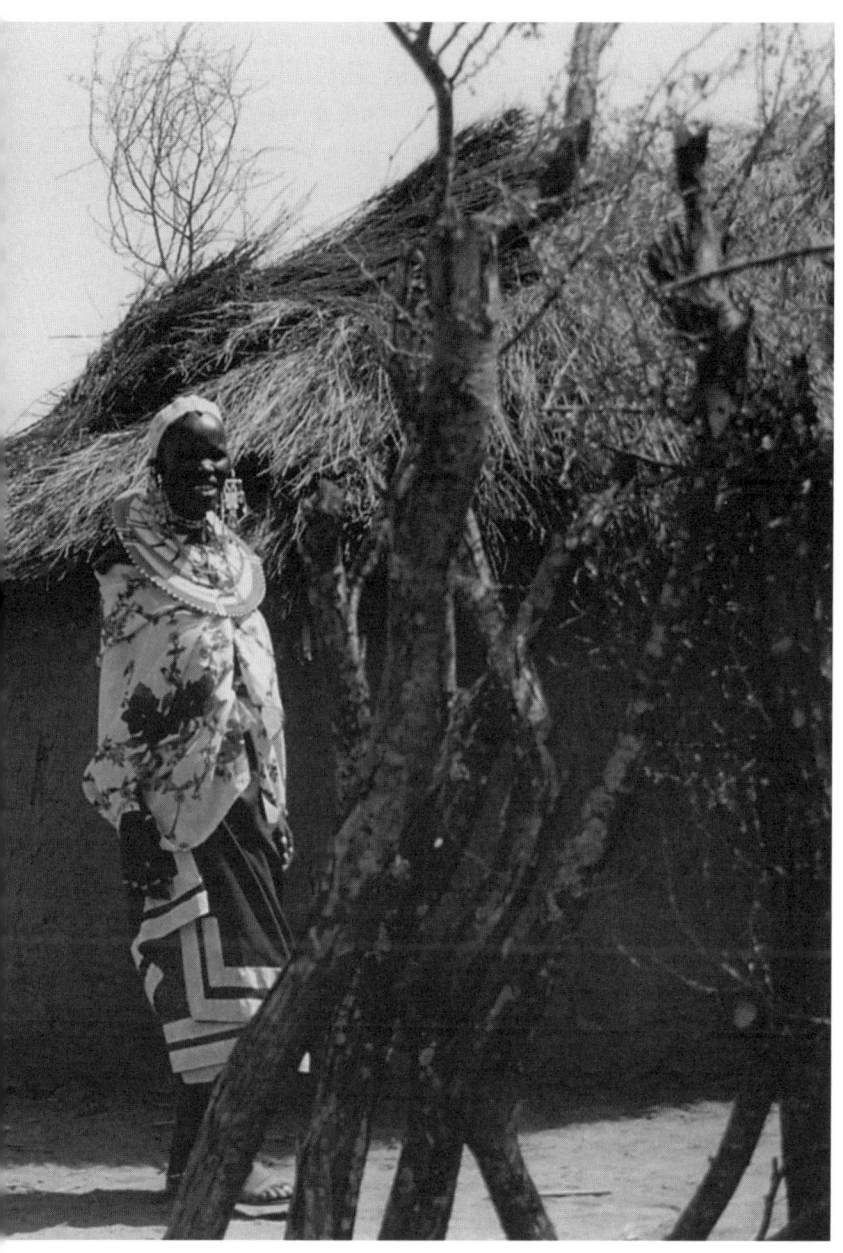

hol scheint eher verpönt. Die Massai feiern und tanzen mit Distanz.

Zwei Massaikrieger, denen wir auf der Suche nach einem Kral in der Steppe begegnet sind, führen uns dorthin, wo ein Tanz stattfinden soll. Sie sitzen auf den hinteren Pritschen des Geländewagens und fuchteln beängstigend mit ihren Speeren über den Köpfen der anderen Insassen, als wollten sie zeigen, daß sie jetzt das absolute Sagen haben. Doch mit ihren Speerspitzen deuten sie dem Fahrer bloß an, wie er sich zwischen Staubdünen, Dornenbüschen und niedrigen Bäumen einen Weg bahnen soll. Wenn der Wagen einmal im Sand steckenbleibt, helfen sie sogar beim Schieben, was ihrer Umhänge wegen nicht ganz einfach ist.

Ein Massai, der bereits seit längerem in der Stadt wohnt und den wir mitgebracht haben, vermittelt zwischen den Massai und uns. Es bleibt trotzdem reichlich kompliziert. Erst das Oberhaupt im Kral wird entscheiden, ob und was wir fotografieren dürfen und ob wir überhaupt erwünscht sind. Denn Fremde kommen äußerst selten in diese Gegend.

Im Kreis stehen Hütten um einen freien Platz, wie es oft beschrieben wird. Dornen mit fingerlangen Stacheln sind rundum als schützender Zaun errichtet. Der Dorfälteste sitzt unter einem Baum, gemeinsam mit anderen betagten Männern, die sich gegenseitig schminken. Wir verhandeln und dürfen schließlich für zehn Dollar fotografieren. Die Banknote wird in der Gruppe der Alten von einem zum anderen gereicht und befingert. Es erfolgt kein Einwand gegen den Geldschein. Geschmückte Frauen, die protestieren wollen, weist ein einziger Blick des Dorfältesten in ihre Schranken. Er braucht dafür keine weitere Geste. Die Frauen weichen vor seinen Augen zurück.

Fragen sind unerwünscht, läßt man uns wissen. Sollten wir dennoch fragen, würden sie uns einfach keine Antwort geben, sagen sie. Mit einemmal laufen 14 junge Massaikrieger hintereinander speerschwingend in den Kral und stellen sich nebeneinander auf, wie bei uns eine Fußballmannschaft. Anders als bei der Bundesliga jubelt hier niemand, keiner klatscht, sie scheinen auch weder Trommeln noch Trillerpfeifen zu besitzen. Einige ältere Frauen erscheinen und sammeln die Speere ein, die sie dann am Dornenzaun in die Erde pflanzen. Jetzt rotten sich die jungen Krieger zu einer Gruppe zusammen. In deren Mitte springen jeweils zwei nebeneinander aus dem Stand hoch in die Luft. Dazu stimmen sie einen gutturalen Gesang an. Die Sprünge werden immer höher. Die Haarmähnen flattern, obwohl die Haarschöpfe am Kopf eng zusammengebunden sind. Von den rotbemalten Gesichtern, auf denen die Augenbrauen sorgfältig nachgezogen sind, tropft der Schweiß. Schließlich herrscht tropische Hitze.

Bestimmte Gesten der Krieger und besonders gewagte Sprünge locken einige überreich geschmückte junge Frauen an. Sie bilden einen Kreis um die jungen Männer. Jetzt zeigt sich, daß der Singsang der Männer, der die Luftsprünge begleitet, einem gewissen Rhythmus folgt. Die jungen Frauen schwingen entsprechend ihre mit farbigen Tüchern umschlungenen Körper und singen ebenfalls.

Dabei bleibt es. Bei den Massai im Kral greifen weder die Männer nach den Frauen noch umgekehrt. Sie berühren sich bei dieser Art des Tanzens auch nicht mit dem Oberkörper, geschweige denn tiefer. Daran ändert sich auch nichts, wenn sie lauter singen, höher springen und heftiger schwingen. Später ziehen sie sich wohl jeweils zu zweit in eine Hütte zurück. Uns hat man bereits vor Ende der Vorstellung aus dem Kral geschickt.

Ihre geschlossene Gesellschaft hätte die Massai früher vielleicht vor Aids bewahrt. Heute fahren manche von ihnen mit einem Fahrrad in die Stadt, auch wenn das eine Tagesreise

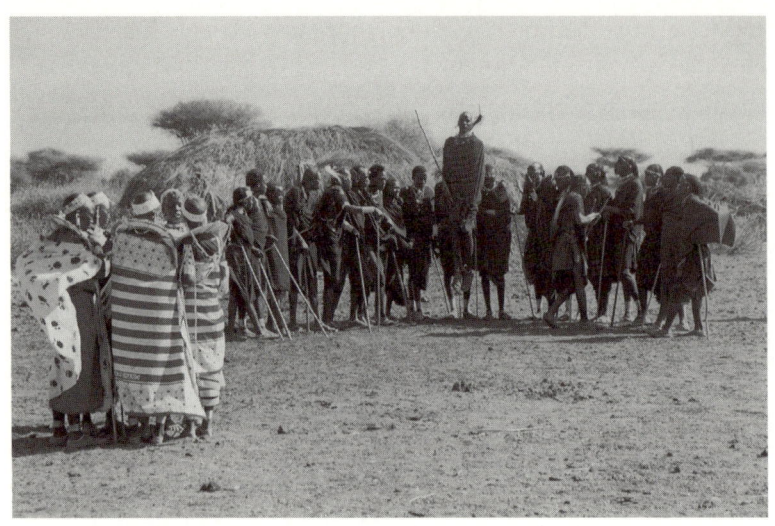

Tanz bei den Massai, eine feierliche Zeremonie. Ihr Partnertausch ist seit Aids besonders riskant.

bedeutet. Sie haben dort Bekannte und Freunde, bleiben eine Zeitlang und stecken sich an. Zurückgekehrt in den Kral, geben sie das Virus ganz rasch weiter. Seit Dorfälteste die ersten zum Skelett abgemagerten Toten in den Hütten fanden und man ihnen sagte, daß die Aids haben, stimmt deren Welt nicht mehr.

Die alte Welt läßt sich nicht so schnell aus den Angeln heben. So lange man noch nicht weiß, wie die neue Welt aussehen soll. Kondome allein verändern die Welt nicht. Das gilt nicht nur für die Massai. Es betrifft das gesamte Afrika. In Europa können wir auch nicht mit unserem kulturellen Erbe wie mit gebrauchten Kleidern umgehen. Selbst wenn wir manches am liebsten auf dem Müll entsorgen würden.

Außer den Massai gibt es in Afrika keine Stämme, die den Partnertausch organisieren und ihn als System von Generation zu Generation weitergeben. Ungezwungen miteinander leben, ohne feste, einschränkende Regeln, zu denen auch je nach Lust und Laune Partnertausch gehört, das ist bis heute allgemein nichts Ungewöhnliches. Die Sitten sind locker, viel lockerer als bei uns. Manches hätte sich wahrscheinlich mit der Zeit von selbst erledigt. Aber Aids läßt den Afrikanern keine Zeit.

Überkommenes Brauchtum zeigt sich in vielem. Besucht ein Mann seinen Bruder in einem anderen Weiler, wird nicht nur besonders viel Reis gekocht, oft genug eine Seltenheit, oder selbstgebrautes Bier serviert. Der Gastgeber bietet dann auch dem Besucher die Ehefrau zum Beischlaf an. Aufgrund ihrer untergeordneten gesellschaftlichen Stellung kann die Frau sich dagegen nicht wehren. Sie versucht es erst gar nicht. Die Erklärung lautet, dieser Brauch lasse sich von der Rolle der Familie als Sozialversicherung ableiten. Stirbt ein Bruder, nimmt sich ein überlebender Bruder der Familie des Verstorbenen an, da es nicht die geringste staatliche Fürsorge gibt. Die verwitwete Schwägerin wird dann die zweite, dritte oder vierte Ehefrau dieses Bruders, ihre Kinder wachsen gemeinsam mit seinen Kindern auf.

Es gibt auch Gegenden, wo der Bruder mit der verwitweten Schwägerin gleich im Haus des Verstorbenen ins Bett geht, um dieses Haus von bösen Geistern zu reinigen. Geister spielen noch immer eine große Rolle. Es muß nicht unbedingt ein Bruder sein, es kann auch ein entfernter Verwandter sein, der die Familienfürsorge übernimmt.

Mit mehreren Frauen zu leben, gilt nicht als verwerflich. Vielehen sind in zahlreichen afrikanischen Staaten gesetzlich erlaubt. Auf dem flachen Land ist Polygamie bis heute üblich, und dort leben mehr als 80 Prozent der Menschen südlich der Sahara. Drei Frauen, vier Frauen, dazu 14 Kinder oder 20 Kinder, und das alles bei einem einzigen Mann, das ist nichts Besonderes. Erst wenn der Vater einer solchen Großfamilie im besten Alter an Aids stirbt, wird das Überleben schwierig, wie soll es dann weitergehen?

Ich wollte von vier Witwen mit insgesamt 26 Kindern wissen, ob es nicht schon zu Lebzeiten des einzigen Familienvaters ein schwieriges Nebeneinander war? Lebte der Mann noch, hätten seine vier Frauen nicht mit mir darüber gesprochen. Sie hätten mich an ihn verwiesen, weil der Mann das Sagen hat. Jetzt redeten sie zwar ganz allgemein über ihr Familienleben, aber es dauerte, bis sie begriffen, was ich eigentlich von ihnen wissen wollte. Sie behaupteten, darüber hätten sie noch nie nachgedacht. Der Mann bestimmte jeweils, mit welcher Frau er schlafen wollte. Die Frauen mußten sich fügen. Danach gefragt, gaben sie zu, daß ihr Mann selbst mit vier Frauen nicht zufrieden war und gelegentlich eine Freundin hatte. Bei einer seiner Freundinnen steckte er sich an. Nun ist er tot, und bei seinen vier Witwen hat der Aidstest gezeigt, daß der Ehemann das tödliche Virus an sie weitergegeben hat. Wahrscheinlich sind auch einige der Kinder krank. Die Mütter haben bisher nichts unternommen, um die Kinder testen zu lassen.

Im Afrika südlich der Sahara, die weiterentwickelte Republik Südafrika ausgenommen, hat das »Fremdgehen«, wie wir es nennen, oder der lockere Umgang der Geschlechter noch einen anderen Aspekt. Abseits der wenigen großen Städte ist Sex für viele der einzige Zeitvertreib.

Dafür scheint fast immer die Sonne. Aus wildwachsenden Früchten oder Bananen lassen sich Getränke brauen, die genausogut schmecken und eine Wirkung erzielen wie Bier. Die Männer auf dem Land kennen keinen Streß, auch viele Stadtbewohner nicht. Deshalb brauchen sie kein Viagra.

Eine kaum mehr überschaubare Zahl von Studien unterschiedlichster Art beschäftigt sich inzwischen mit dem tödlichen Virus. Vor allem aber damit, warum sich das tödliche HIV/Aids in Afrika südlich der Sahara so rasch ausbreiten konnte. Sozialwissenschaftler, Mediziner und andere Fachleute sind sich in einem absolut einig.

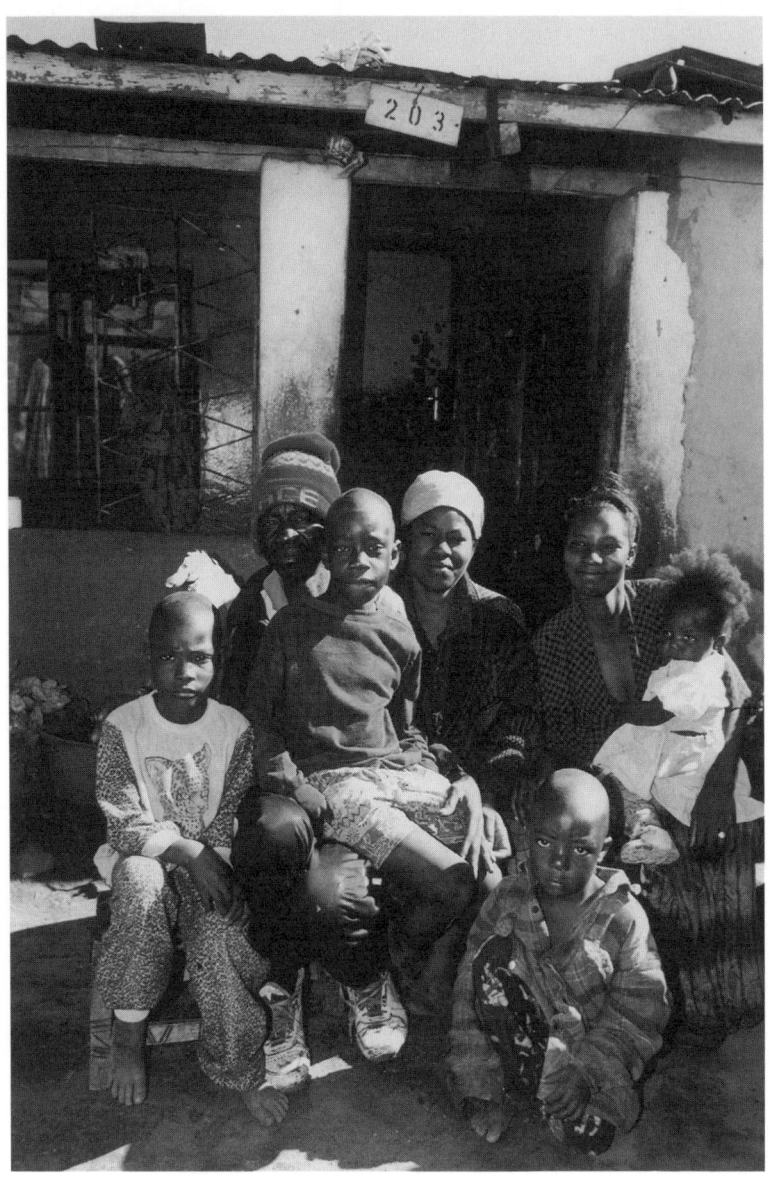

Familie mit Fragezeichen. Der Ehemann hat Aids. Seine beiden Frauen haben sich noch nicht testen lassen. Auch von den vier Kindern weiß man nicht, ob sie HIV- positiv sind.

Es liegt zu 90 Prozent daran, daß Aids beim Geschlechtsverkehr weitergegeben wird. Und zwar bei »ungeschütztem Geschlechtsverkehr«, »unprotected sex« wie die Experten dazu sagen. Nur noch in ganz geringem Umfang werden Bluttransfusionen für Ansteckungen verantwortlich gemacht. Das gleiche gilt in Afrika für die Infektion mit unsauberen Nadeln bei Drogensüchtigen. Weder Rauschgift noch Homosexualität spielen hier eine bedeutende Rolle.

Schon nach der Sondersitzung der Vereinten Nationen im Jahr 2001 zum Thema Aids hätten weltweit Schlagzeilen wie »Sextod von Millionen Afrikanern« erscheinen können. Doch anders als bei politischen Themen wurde in diesem Fall ausnahmsweise zurückhaltend debattiert. Die Journalisten hätten sehr genau zuhören müssen, um herauszufinden, in welchem Ausmaß Aids über Sex weitergegeben wird. Die Mitgliedsstaaten der Vereinten Nationen wollten beim heiklen Thema Aids und Sex nicht mit dem Finger aufeinander zeigen. Aus dem Schlußdokument wurden sogar alle Hinweise auf Homosexuelle und Prostituierte gestrichen, weil die Moslems behaupteten, in ihren Ländern gäbe es beides nicht.

In den neuesten Veröffentlichungen zum Thema, wie im »Bericht über die weltweite HIV/Aids-Epidemie 2002« führen die Experten der Vereinten Nationen zwar auch keine konkreten Länder an. Es heißt dort aber dennoch: »Die meisten Ansteckungen mit HIV in Afrika unterhalb der Sahara erfolgen beim Geschlechtsverkehr.« Außerdem werden wir von den Experten unterrichtet, die Möglichkeit, sich mit HIV anzustecken, »ist um so größer, je mehr Partnerinnen für den Sex sich ein Einzelner auswählen kann«.

In Afrika trifft das vor allem für große Arbeitersiedlungen, wie in der Republik Südafrika, zu. In der Nähe von Bergwerken, auch am Rand großer Städte, wohnen Zehntausende von Wanderarbeitern. Sie sind monatelang von ihren Frauen getrennt. Das ist die Chance für »Sexworker«, Sexarbeiterinnen, wie man sie bei der UNO bezeichnet. Die Siedlungen der Wanderarbeiter werden »Townships« genannt. Bis zu 30 Prozent, vielleicht sogar ein noch größerer Anteil der Arbeiter, hat sich dort inzwischen mit Aids angesteckt. Die Republik Südafrika darf deshalb den traurigen Ruhm beanspruchen, das Land mit der höchsten Aidsquote zu sein.

Im gleichen Zusammenhang müssen auch die Frauen erwähnt werden, die monatelang allein zurückbleiben, während sich ihre Ehemänner im »Township« mit Prostituierten vergnügen. Die Ehefrauen bleiben ebenfalls nicht oft allein, sondern suchen sich Freunde und stecken sich ebenso an.

Homosexualität ist in Afrika selbst da nicht verbreitet, wo Männer lange Zeit ohne Frauen in einer Wohnsiedlung leben. In großen Gefängnissen mit Tausenden von Männern, die auf engem Raum zusammen untergebracht sind, wie etwa in den Gefängnissen Ruandas seit dem Bürgerkrieg, wird es Sex zwischen Männern geben. Das Verhältnis der Geschlechter ist in Afrika sonst auf die Beziehung zwischen Mann und Frau konzentriert.

Es gibt jedoch eine hohe Zahl von Prostituierten, nicht nur in den großen Städten.

Die Bezeichnung Sexworker, also Sexarbeiterinnen, scheint mir für Afrika zutreffend. Da die Mädchen und Frauen, oft schon als Kinder, mit ihrem Körper das Geld für den Lebensunterhalt der Familie verdienen. Gern hätten sie eine andere Arbeit, aber die finden sie nicht. Wie viele Sexarbeiterinnen es in den einzelnen afrikanischen Staaten gibt, ist nicht bekannt. In amtlichen Statistiken werden sie nicht aufgeführt.

Die Vereinten Nationen, sonst um exakte Studien zum Thema Aids bemüht, halten sich bei den Sexarbeiterinnen ebenfalls zurück. Kein afrikanischer Staat wäre schließlich entzückt davon, wenn man ihm die höchste Zahl an Sexarbeiterinnen nachweist. Die Umstände, unter denen die Sexarbeit vor sich geht, kennen wir allerdings. Sie sind fürchterlich.

Es gibt viele Frauen und Mädchen, die sich den Männern für Geld anbieten müssen, weil ihre Familien sonst hungern würden. Andere werden, nachdem man innerhalb der Familie darüber beraten hat, zum Sex geschickt, weil es das einzige stete Einkommen sichert. Die Familie kann dann zum Beispiel Schuluniformen für die kleineren Geschwister kaufen. Ohne Uniform kein Schulbesuch. Und kostenlose Uniformen vom Staat für die Armen gibt es nicht. Die Hilfsorganisationen können nicht für alle Kinder Schuluniformen finanzieren. Mit dem durch Prostitution verdienten Geld wird auch das Schulgeld bezahlt.

Sexarbeit ist in der Regel kein Wandergewerbe, weil die Voraussetzungen dafür fehlen. Familien lassen ihre Sexarbeiterinnen äußerst ungern an einer langen Leine laufen. Denn dann können sie ihr Einkommen nicht kontrollieren. Den Sexarbeiterinnen fehlt auf dem Land die Infrastruktur wie billige Unterkünfte, oder es fehlt an Verkehrsmitteln, um von einem Ort zum anderen zu gelangen.

All das spielt sich vor dem Hintergrund eines für uns unvorstellbaren Elends ab. In den Städten herrscht Arbeitslosigkeit von bis zu 70 oder gar 80 Prozent. Auf dem Land gibt es noch mehr Arbeitslose. Riesige Slums befinden sich am Rand der wenigen großen Städte. Die Familien müssen ohne Sozialhilfe, Krankengeld, Arbeitslosengeld, Kindergeld und was sonst noch aus dem Füllhorn unserer vorbildlichen Fürsorge über Arme und Bedürftige ausgegossen wird, auskommen. Die Armen erhalten gar nichts, es sei denn, Kirchen oder Hilfsorganisationen nehmen sich ihrer an. Das ist auch ein Grund, warum Hilfsorganisationen in Afrika so wichtig sind.

Wer den ersten Stein auf die afrikanischen Sexarbeiterinnen werfen will, sei an die Zeit des großen Elends in Deutsch-

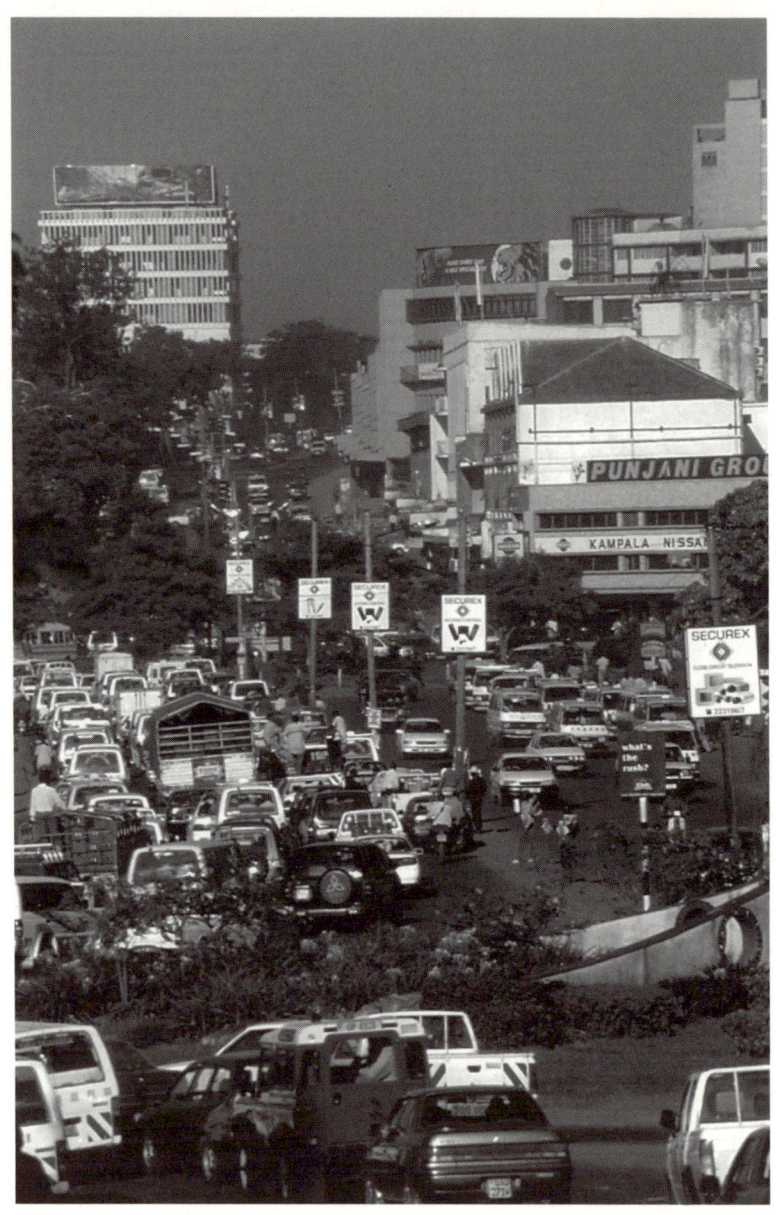

Es gibt afrikanische Großstädte. In ihnen lebt etwa nur ein Fünftel der Bevölkerung, jedoch die Mehrzahl aller Beamten, Ärzte, Ingenieure.

land nach dem Zweiten Weltkrieg erinnert. Verläßliche Zeugen berichten, manches Mädchen und manche Frau hätte sich damals mit Sex bei Besatzungssoldaten für Essen, Zigaretten oder Alkohol bedankt. Mag sein, daß man seinerzeit auch bei uns vorübergehend von Zehntausenden von Sexarbeiterinnen sprechen konnte. In Afrika südlich der Sahara, so sagen Leute, die die Verhältnisse dort gut kennen, muß man von mehr als einer Million ausgehen.

Zwei Sexarbeiterinnen sitze ich in einer Bretterbude in einem Elendsviertel am Rande von Kenias Hauptstadt Nairobi gegenüber. Theresa ist 47 und Mary 37. Theresa hat sechs Kinder. Drei eigene, drei hat sie von der Straße aufgelesen, die spielten immer mit ihren Kindern und waren ganz allein. Mary hat sechs eigene Kinder. Drei Jungen und drei Mädchen, 18, 14, zehn, neun, acht und vier Jahre alt. Theresa und Mary sind infiziert. Aids hat sich schon mit Husten und Fieber gemeldet. Sie scheinen mit dem Leben bereits abgeschlossen zu haben. Mag sein, daß sie das einem Fremden gegenüber redselig macht.

Mary, die Jüngere, verlor ihren Mann kurz nachdem sie das letzte Kind bekommen hatte. Er starb an Aids, auf seinem Totenschein stand allerdings Malaria. So wird das gehandhabt, weil Aids als Schande gilt. Sie war ihm stets treu, sagt sie. Er suchte Abwechslung bei anderen Frauen. Danach steckte er sie an. Er sprach mit ihr nicht darüber. Aber er gab das Virus an sie weiter. Nach seinem Tod hat sie sich testen lassen. Einen Beruf hat sie nicht.

Erst sammelte sie eine Zeitlang zusammen mit ihren Kindern auf dem Müll abgenagte Knochen und Speisereste und kochte daraus Suppe. Die verkaufte sie billig, aber das Geschäft lief nicht gut. Die Kinder hatten Hunger. Sie war für hiesige Verhältnisse noch eine stattliche Frau. Die Männer schauten ihr nach. Sie verkaufte sich. Ähnliche oder gar zwischen Sexarbeiterinnen abgesprochene Tarife wie bei Prostituierten in den Industrieländern gibt es nur vereinzelt in Afrika. Die Sexarbeiterinnen müssen sehen, was sie herausholen können. Für Mädchen im Kindesalter verhandeln meistens die Mütter. Viel ist es nie.

Wie viele Männer bedient Mary an einem Tag? Sie zieht ihr Kopftuch zurecht, stützt mit einer Hand ihr Kinn und meint: »Mindestens zehn.« Vom Einkommen kann sie sich und die Kinder gerade so über Wasser halten. Die beiden Ältesten wissen, daß sie mit Sex Geld verdient. Über ihre Aidsinfektion hat sie mit ihnen noch nicht gesprochen. Sie weiß auch nicht, ob sie die jüngeren Kinder bereits angesteckt hat. Ihre Freier bestehen auf ungeschütztem Sex. Ihr ist das egal.

Auch Theresa ist Witwe, auch sie hat keinen Beruf erlernt. Ihre Familie hat sie schon früh als Sexarbeiterin auf die Straße geschickt. Sie war eines von acht Kindern. Irgendwann, noch sehr früh, hat sie sich mit einem Mann zusammengetan. Prostitution hat sie anscheinend als Nebenverdienst beibehalten. Auch ihr Mann erkrankte irgendwann an Aids. Auch er hat das seiner Ehefrau nicht erzählt. Sie will nicht sagen, wie viele Freier sie täglich bedient. Es müssen auch bei ihr mehrere sein, weil sie sonst davon nicht leben könnte. Auch ihr Mann hat sie mit Aids angesteckt. Sie steckt andere an, weil die auf ungeschütztem Sex bestehen, selbst wenn sie ihnen von ihrer Krankheit erzählt.

Es sind nicht nur Theresa und Mary und ihre sorglosen Kunden, die Aids so beiläufig weiterreichen, als handele es sich um Schnupfen. Es gibt noch ein anderes Phänomen, das verheerende Folgen für die Ausbreitung von Aids im gesamten Afrika südlich der Sahara hat: den grenzüberschreitenden Verkehr Tausender von Lkws. In diesen afrikanischen Staaten existiert kein Netz von Eisenbahnen, das sich auch nur annähernd mit dem der Industriestaaten vergleichen ließe. Die

Kolonialmächte hatten da und dort Schienen verlegt, aber die unabhängigen afrikanischen Staaten haben nicht ernsthaft versucht, dieses Schienennetz zu erweitern.

Deshalb befördern Lastkraftwagen die Güter dorthin, wo die Kunden in den afrikanischen Staaten sie brauchen. Egal, wie miserabel die Straßen sind und unabhängig davon, wie lange der Transport dauert. Die Fahrer sind oft Monate unterwegs, quer durch das südliche Afrika. Meist müssen sie tagelang an den Grenzübergängen auf die Zollabfertigung warten. Was sollen sie dann tun? Sie amüsieren sich auf ihre Weise.

»1 000 Frauen habe ich im vergangenen Jahr gehabt«, brüstet sich ein junger Fahrer am Übergang von Sambia zum Kongo, wo er in einer langen Schlange von Lkws auf die Zollpapiere wartet. »Diesen Angeber dürft ihr nicht so ernst nehmen«, meint das junge Mädchen neben ihm. »Aber auf zwei- bis dreihundert hat er es sicher gebracht. Sex ist für ihn wie Essen. Dreimal am Tag muß ich es ihm mindestens machen.« Vikto-

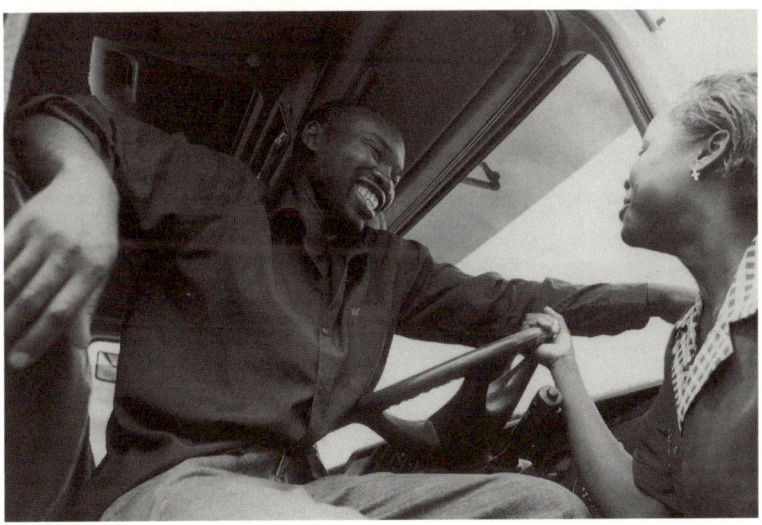

Ein Lkw-Fahrer mit einer Sex-Arbeiterin. Er behauptet, sich pro Jahr mit 1000 Frauen zu vergnügen.

43

ria verdient gut dabei, behauptet sie. Sie ist gerade mal 20 und hat ein Kind, das von ihrer Schwester versorgt wird. Die Schwester findet die Sexarbeit ganz normal. Die Hütte, in der sie wohnen, steht im Dorf nicht weit weg vom Grenzübergang. Die Eltern der beiden sind vor zwei Jahren nacheinander an Aids gestorben.

Nach Viktorias Einschätzung machen es die meisten der Freier so wie »Georg«, wie sie ihn nennt. »Das sind alles potente Männer, und sie langweilen sich.« Viktoria hatte sich ursprünglich in einer nahe gelegenen Arbeitersiedlung als Putzfrau verdingt. Den Job verlor sie, sie bekam das Kind. Ihre Freundinnen erzählten ihr, daß man auch anders Geld verdienen könne. Viktoria ist hübsch. Ein Fahrer empfahl sie dem nächsten und so weiter.

Ob sie Aids hat, weiß sie nicht. Bevor sie nicht Symptome der Krankheit spürt, will sie sich nicht testen lassen. Ihr Georg weigert sich, mit ihr über Aids zu reden. Sie geht davon aus, daß er sich irgendwann angesteckt hat und nun auch sie anstecken könnte. Er besteht jedoch auf ungeschütztem Sex, zahlt dafür mehr und ist vor allem bereit, einen Bonus für »Dry Sex«, »für trockenen Sex«, zu entrichten. Den nehmen andere als selbstverständlich.

Trockener Sex ist in Europa nahezu unbekannt. Vermutlich ist er auch den Amerikanern fremd. In Afrika hingegen ist er weit verbreitet. Weil es etwas sehr Intimes ist, wird darüber so gut wie nie gesprochen. Viktoria sagt, es geht darum, die Schleimhaut der Frau beim Geschlechtsverkehr trocken zu halten. Als ihr Georg das zum ersten Mal von ihr verlangte, ging sie zum Medizinmann, zum Naturheiler, wie man auch sagt.

Den hatte ihr seinerzeit die Mutter empfohlen, weil der Tochter das gepriesene chemische Reinigungsmittel zum Austrocknen der Vagina nicht geheuer war. Beim Naturheiler erstand sie ein Pulver, das er aus zerriebenen Kräutern herstellt. Dieses Kräuterpulver mischt er mit Lehm und Affenurin. »Wie er das macht, ist mir egal«, meint Viktoria. Die Scheide muß gut mit dem Pulver eingerieben werden, dann schwillt sie ein wenig an, aber die Schleimhaut der Vagina bleibt trocken. »Es tut ziemlich weh«, gesteht sie. »Aber Georg zahlt mir für den trockenen Sex dreimal mehr, als ich sonst von ihm bekomme.«

Was sie wohl nicht weiß, es sagt ihr ja auch hier an der Grenze niemand, dieser trockene Sex erhöht die Ansteckungsgefahr mit dem tödlichen Virus ungemein. Durch die verstärkte Reibung platzen leicht Äderchen in der Haut der Vagina, ebenso platzen Äderchen am Penis. Schon ist die Infektion ohne weiteres möglich. Trockenen Sex erwarten Männer nicht nur von den Sexarbeiterinnen, sie verlangen ihn oft auch von ihren Ehefrauen, wie wir von den Sozialarbeiterinnen der Hilfsorganisationen erfahren haben.

Die Lkw-Fahrer haben inzwischen im gesamten Afrika einen traurigen Ruhm erlangt. Es ist ja immer bequem, mit dem Finger auf andere zu zeigen. Allerdings können Lkw-Fahrer Aids längst nicht so schnell verbreiten, wie die grenzüberschreitenden Armeen das besorgen. Bei den zahlreichen Bürgerkriegen sind Soldaten die eigentlichen Aidsverbreiter. Sie holen sich am liebsten junge Mädchen, oft noch Kinder, aus den Dörfern, vom Straßenrand und aus den Flüchtlingstrecks. Sie benutzen sie als Putzfrauen und Kochgehilfinnen, schleppen sie monatelang mit sich herum, schwängern sie, infizieren sie mit Aids. Nebenher vergewaltigen sie Frauen, denen sie in den Siedlungen begegnen.

An die 30 Bürgerkriege wurden im Sommer 2002 in Afrika registriert. Hilfstruppen zur sogenannten Friedenssicherung jenseits der eigenen Grenzen sind üblich. 40 000 Soldaten entsandte zum Beispiel das kleine Ruanda in den benachbarten Kongo. Etwa die Hälfte davon sollen inzwischen wieder zu

Hause sein. Aids ist auch in Ruanda weit verbreitet. Wie viele Bewaffnete in Afrika derzeit kreuz und quer über die Grenzen streifen und das Virus dabei verteilen, wissen wir nicht. Nach Meinung der internationalen Experten tragen Soldaten ganz wesentlich zur raschen Verbreitung von Aids bei. Freischärler wie reguläre Armeen.

Amerikaner oder Affen

Auf den ersten Blick scheint es, als sei ein raffinierter Künstler am Werk gewesen. Einer, der sich den romantischen Mix von tiefgrünen Blättern und gelben Sonnenflecken im Bananenhain zunutze macht. Er weist dem Afrika, das noch aus Hütten besteht, theatralisch den Weg in ein anderes Morgen, mit Dachziegeln auf Erdhügeln, von Licht umflutet. Doch es bleibt nicht viel Zeit zum Staunen. Die runzlige alte Frau, die vor einer baufälligen Hütte zwischen den Hügeln auf dem Boden sitzt, bringt den Betrachter rasch in die Wirklichkeit zurück. »UKIMWI, UKIMWI«, stöhnt sie immer wieder. »Aids« heißt das in ihrer Sprache. Sie hebt mit Mühe einen Arm, zeigt um sich und jammert: »Meine elf Söhne und Töchter haben wir da begraben.«

Die Dachziegel, oft nur noch rissige Lehmbrocken, stammen vom Haus einer reicheren Familie, das irgendwo in der Nähe zusammenfiel. Alle Bewohner dieses Hauses waren an Aids gestorben. Wegen der bösen Geister, die in diesem Haus von nun an wohnen, wollte keine andere Familie dort einziehen. Den Ziegelresten ist es zu verdanken, daß die Erdhügel überhaupt noch erhalten sind. Ohne diese Abdeckung wären sie längst verschwunden.

Ein einziges der elf Gräber ist unbeholfen mit einem Kreuz markiert. Nirgendwo findet sich ein Name. Es ist auch unwahrscheinlich, daß die alte Frau schreiben kann. Einige der Enkel sind bei der Großmutter geblieben. Wo sollen sie sonst hin? Essen wird ihnen von Hilfsorganisationen gebracht. So überleben sie.

Seit Jahren ist es für viele Afrikaner normal, immer mehr Gräber neben ihren Hütten zu haben. Schon einzelne Gräber neben der Hütte sind mancherorts nicht ungewöhnlich. Aber

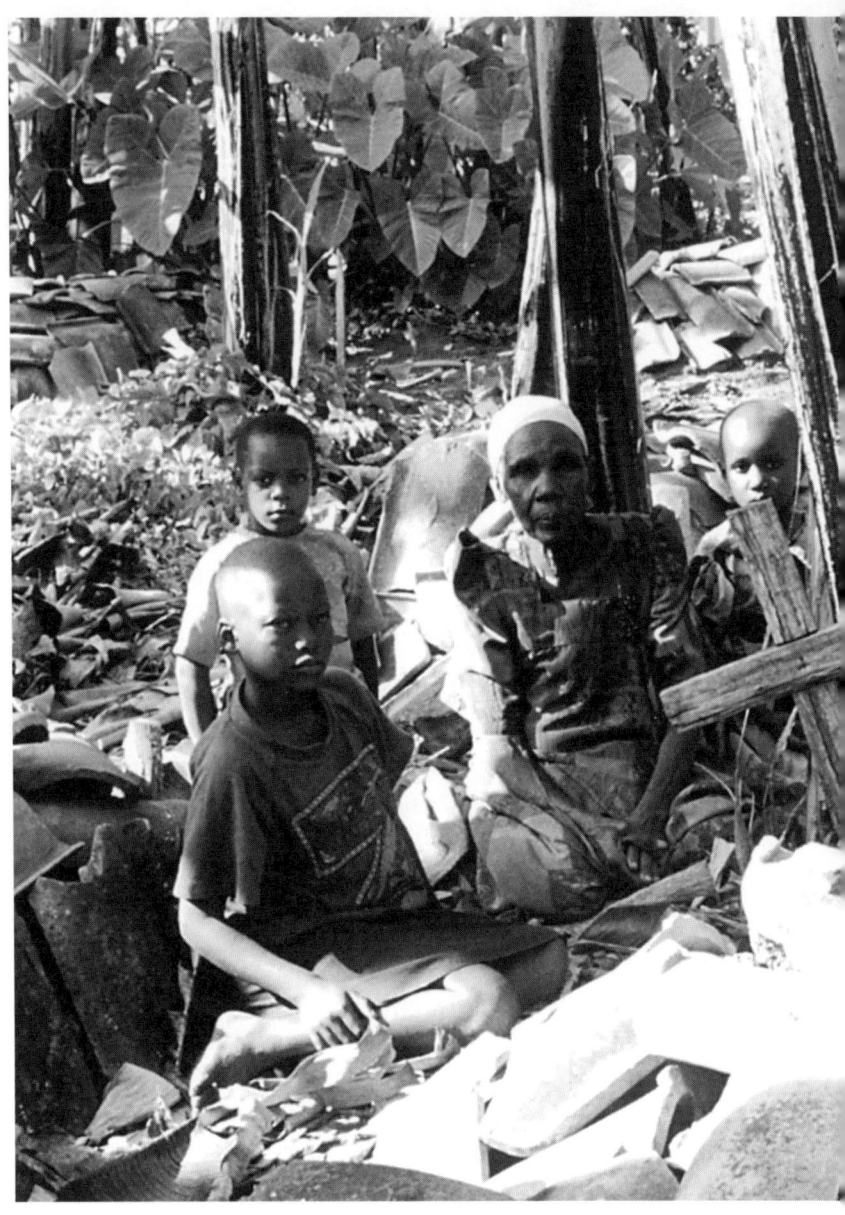

Friedhöfe in Bananenhainen. Die Hütten der Toten verfallen. Hier wurden Gräber ausnahmsweise mit übriggebliebenen Dachplatten geschützt.

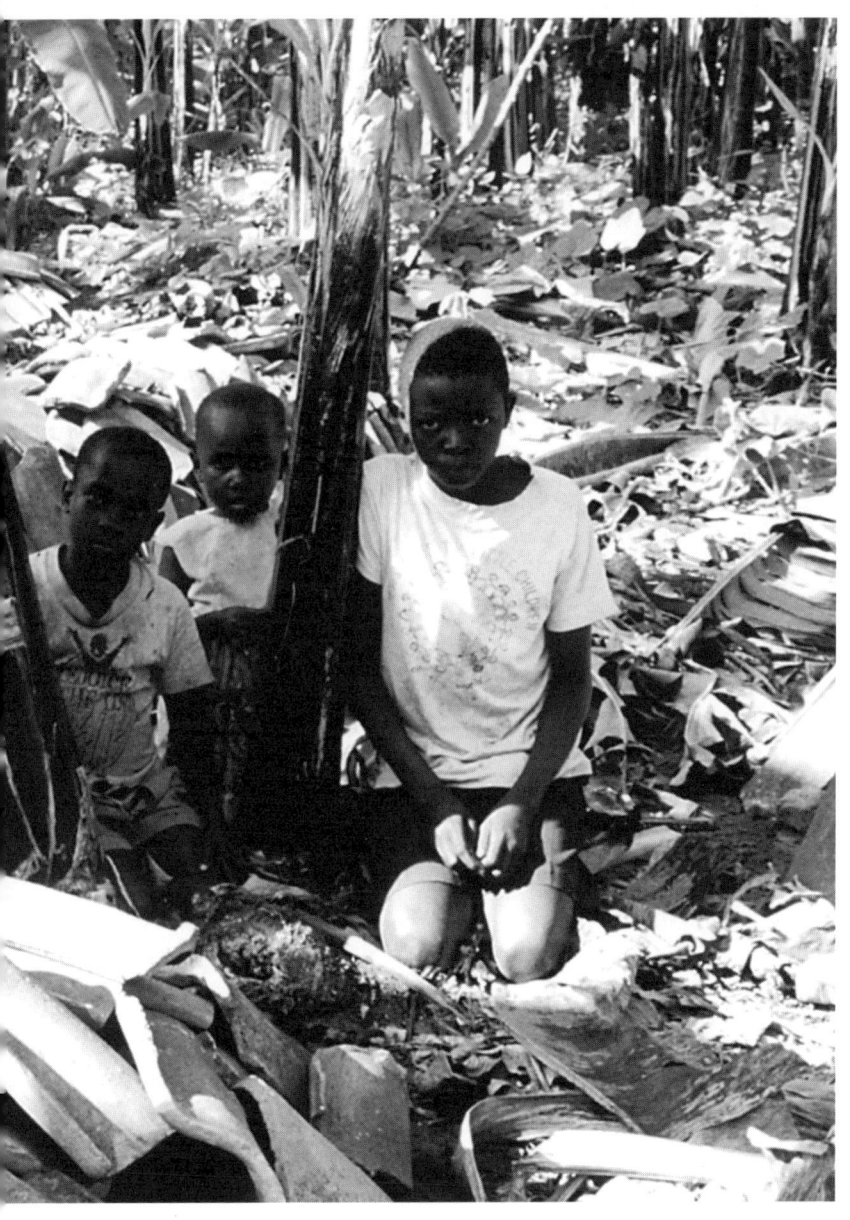

49

so viele gab es noch nie. Man muß sehr genau hinschauen, um zu erkennen, wo Vater, Mutter, Bruder, Schwester oder Cousins und Cousinen liegen, weil auf eine Markierung verzichtet wird. Kinder spielen fröhlich zwischen und auf den Gräbern. Aber es ist auch nicht üblich, mit Namen auf den Gräbern an die Verstorbenen zu erinnern.

Auf unsere Verhältnisse übertragen würde das bedeuten, gleich am Eingang vor dem Haus, wo sonst Petersilie neben Schnittlauch wächst, wo erst Stiefmütterchen und später Rosen blühen, wäre statt des Vorgartens die Familiengruft. Alle gehen achtlos an ihr vorüber oder trampeln sogar darauf herum, denn der Privatfriedhof ist nicht kenntlich gemacht und niemand legt Blumen nieder. Das ist keine Mißachtung der Toten. Aber wer sollte Grabsteine und Grabschmuck bezahlen, wenn selbst Geld für das Essen fehlt? Oft genug kann man aber auch mit Geld weder einen Grabstein noch Grabschmuck besorgen.

So wie die elf Söhne und Töchter der alten Frau werden in ihrem Dorf in den nächsten Jahren noch viele Frauen, Männer und Kinder an den Folgen von HIV/Aids sterben. Das Dorf wird es dann, wie zahlreiche andere Dörfer in Afrika, vielleicht nicht mehr geben. Millionen Aidstote werden wir noch in Afrika und auf anderen Kontinenten beklagen müssen. Indien, Indonesien, China, Rußland, Weißrußland, die Ukraine und andere osteuropäische Staaten, ihnen steht das Schlimmste noch bevor. Das verbirgt sich hinter der schlichten Feststellung internationaler Wissenschaftler, erst im Jahr 2015 werde die Virusepidemie ihren Höhepunkt erreichen und dann überschreiten. Manche, die das bislang behauptet haben, sind davon schon wieder abgerückt. Diese Einschätzung finden sie zu optimistisch.

In Afrika sind die Folgen der Epidemie dank wissenschaftlicher Studien der Vereinten Nationen und vor allem ihrer

Organisation UNAIDS vorauszusehen. Zum Beispiel beträgt die durchschnittliche Lebenserwartung eines schwarzen Afrikaners in einem Land südlich der Sahara derzeit 47 Jahre. Ohne Aids könnte er 62 Jahre alt werden. Die Lebenserwartung wird weiter zurückgehen. Besonders grausam sind die Zahlen der Statistiker für die Republik Südafrika, einem Land, für das mit die besten Unterlagen vorliegen. Unter den 15- bis 34jährigen werden schon bald 17mal mehr Personen sterben, als das ohne Aids der Fall wäre. Weniger wissenschaftlich ausgedrückt: Wenn es früher über eine bestimmte Zeit hinweg 1000 Tote gab, werden es jetzt 17000 sein.

Voraussagen werden nicht immer ernstgenommen, weil sie erst morgen spürbar sind. Was Afrika aber schon heute trifft, sind die Aidsraten bei Berufen, zum Beispiel Lehrer, die für ein Land besonders wichtig sind, weil das Land nur mit ihrer Hilfe weiterkommt. Unter den Lehrern sind genauso viele von HIV/Aids-infizierte Frauen und Männer wie in der übrigen Bevölkerung. An einer großen städtischen Schule können Notlösungen gefunden werden, wenn weniger Lehrer zur Verfügung stehen, auf dem flachen Land jedoch, wo die meisten Kinder in die Schule gehen, bedeutet der Tod der einzigen Lehrerin oder des einzigen Lehrers das Aus für die Schule, die meist nur mit großer Mühe aufgebaut worden ist. Es gibt keine arbeitslosen Lehrer, die einspringen könnten. Es gibt ohnehin zu wenig Lehrer.

Weil Aids schon längst das Ausmaß einer normalen Epidemie überschritten hat und sich über ein großes geographisches Gebiet ausbreitet, bezeichnen dies die Fachleute als Pandemie. Die Pest im Mittelalter, mit der Aids häufig verglichen wird, war so gesehen auch eine Pandemie. Von einer Epidemie wird erwartet, daß sie nicht allzulange anhält. Bei einer Pandemie geht man davon aus, daß sie lange anhält und Ausmaße erreicht, die als »ungeheuerlich« gelten können.

Die Abkürzung HIV kommt aus dem Englischen und steht für Human Immune Deficiency Virus. Warum wir von »das« Virus reden und nicht von »der« Virus, ist schließlich nicht wichtig. HIV übersetzt man am besten mit »Menschliches Immunschwäche-Virus«, im Gebrauch ist jedoch die Bezeichnung HIV. Wie das Virus wurde auch die Immunschwäche von englischsprechenden Wissenschaftlern entdeckt, so wird behauptet. Denn der französische Professor, der manchmal als Entdecker genannt wird, hätte ihm wohl einen französischen Namen gegeben, entsprechend internationaler Regeln.

Amerikaner und Franzosen haben sich nach langem, erbitterten Streit um die Urheberschaft Ende 2002 darauf geeinigt, daß beide gleichermaßen Anteil am Forschungsergebnis haben.

Wer etwas Neues findet, darf es taufen. So kam es auch zu der Bezeichnung AIDS: »Aquired Immune Deficiency Syndrome«, was bei uns medizinisch-amtlich im Gesundheitsministerium als »Erworbenes Immundefekt-Syndrom« benannt wird.

Ursprünglich hatten Ärzte in den USA angenommen, die neue Krankheit gehe auf den Mißbrauch von Medikamenten zurück oder sei vielleicht eine Folge von Drogen. Doch dann erkrankten plötzlich gesunde und nicht drogensüchtige Patienten, nachdem sie Bluttransfusionen von Spendern erhalten hatten, die nachträglich als Aidsfälle identifiziert wurden. Damit war klar, Aids ist eine neue Infektionskrankheit.

Gesunde Menschen wurden leider eine ganze Zeitlang mit dem Blut von HIV-Kranken infiziert, weil noch niemand wußte, was es mit diesem neuen Virus auf sich hat. Tausende von Patienten waren betroffen, die damit dem sicheren Tod preisgegeben wurden. Insbesondere Bluter, die auf Bluttransfusionen angewiesen sind, weil ihr Blut schwer oder gar nicht gerinnt.

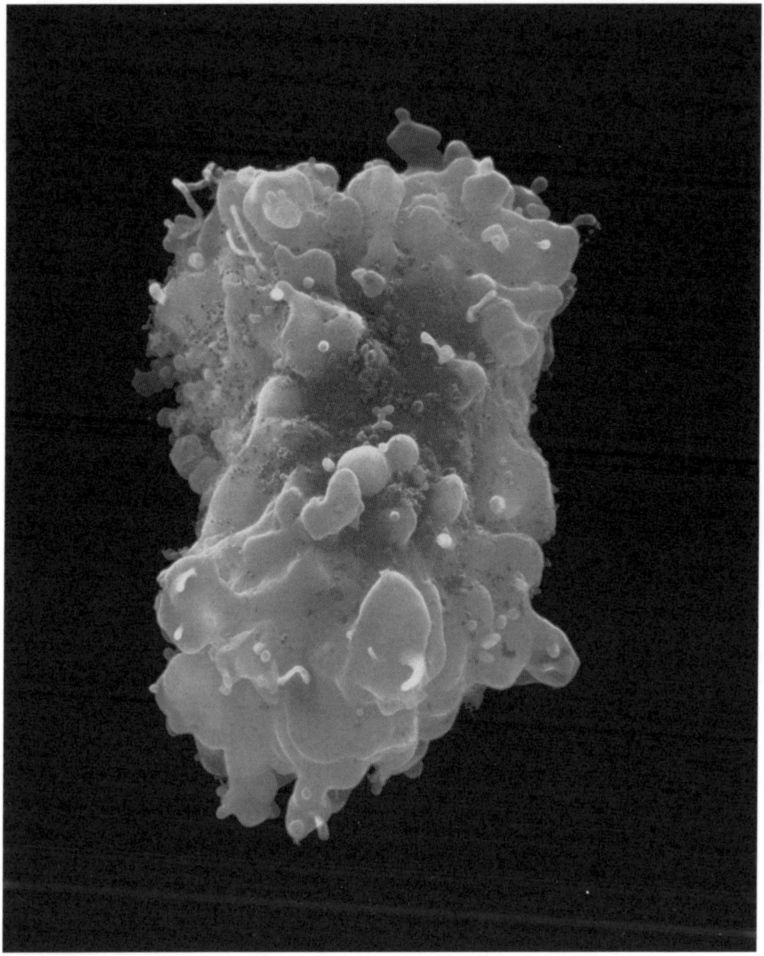

© Bohringer Ingelheim

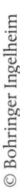

Das tödliche Virus. Nur mit dem Elektronenmikroskop kann es sichtbar gemacht werden.

»Wir beherrschen alle Infektionskrankheiten«, war bis dahin die Meinung der modernen Medizin. Aids zeigte, daß das ein großer Irrtum war. HIV/Aids reagierte auf keines der zahlreichen Medikamente, die den Ärzten zur Verfügung standen. Bei Aids mußte man ganz von vorn anfangen. Wir können uns glücklich schätzen, daß es inzwischen elektronische Mikroskope gibt, die die Möglichkeit bieten, winzige Objekte aus dem scheinbaren Nichts herauszuholen und sie dem Auge sichtbar zu machen. Aber erst einmal muß sie jemand finden, und das kann lange dauern.

HIV ist besonders tückisch, weil der Betroffene vielleicht zunächst glaubt, er habe sich mit dem Grippevirus angesteckt. Fieber, Kopfschmerzen, Müdigkeit, geschwollene Drüsen, schmerzende Muskeln und Durchfall treten auf. Die Ansteckung kann einige Wochen, aber auch einige Monate vorher erfolgt sein. Diese ersten Symptome, die nicht alle zusammen auftreten müssen, lösen sich wieder auf, und es kann Jahre dauern, bis sich die Infektion erneut bemerkbar macht.

Einige Ärzte meinen, im Durchschnitt dauere es neun Jahre. Andere nennen sechs oder sieben Jahre. Das hängt ganz von dem Betroffenen ab. Wir wissen inzwischen, daß es völlig gleichgültig ist, auf welche Weise sich ein Patient angesteckt hat. Es ist auch egal, ob in den USA, in Europa oder in Afrika. Es gibt sogar Frauen und Männer, die das Virus nach seinem ersten Auftreten für immer in Ruhe läßt. Das sind jedoch Ausnahmen.

Die zweite Stufe der Krankheit macht sich mit ständig entzündeten Atemwegen bemerkbar. Hals und Brust sind so stark davon betroffen, daß der Patient ständig husten muß. Er nimmt auch dann ab, wenn er eigentlich genug zu essen hat. Im Mund bilden sich immer wieder Geschwüre. Hautausschläge an vielen Stellen des Körpers machen ihm zu schaffen. Lungenentzündung ist ebenfalls Teil dieses Krankheitsbilds. In Afrika flößen dann Familienangehörige dem Kranken oft genug Medizin vom Naturheiler ein, die allerdings ohne Wirkung bleibt.

Die Stufe 3, wie sie die Weltgesundheitsorganisation WHO beschreibt, äußert sich darin, daß die Symptome der zweiten

Stufe nicht mehr verschwinden. Der Gewichtsverlust kann nicht mehr aufgeholt werden. Fieber und Durchfall halten wochenlang an.

Die Endstufe, Stufe 4, bedeutet, daß ein zum Skelett abgemagerter Patient Nahrung nicht mehr im Darm behalten kann. Die erkrankten Frauen und Männer wirken zeitweilig geistig verwirrt. Nicht selten liegen sie in Afrika auf dem flachen Land röchelnd in einer Hütte, und wer sich nach ihrem Befinden erkundigt, dem zeigt die Familie noch am ehesten die Fußsohlen des Kranken. Sie sind bedeckt von Geschwüren oder eitrigem Schorf. Der Kranke wird bald sterben.

Tod durch Aids ist nicht zwangsläufig bei einer HIV-Infektion. Das Leben eines Menschen, der sich mit dem Virus angesteckt hat, kann durch eine ganz andere Krankheit früh beendet werden. Immunschwäche bedeutet, daß der menschliche Körper mit Krankheiten nicht mehr fertig wird, die er sonst überstehen könnte. In Afrika südlich der Sahara sind das vor allem Malaria und Tuberkulose. Aber selbst vermeintlich harmlose Erkrankungen wie ein Blasenkatarrh können bei Immunschwäche zum Tod führen.

Es wurden mehrere Tests entwickelt, um das gefährliche Virus möglichst frühzeitig im Körper nachweisen zu können. Dabei zeigte sich erneut, wie tückisch diese Viruserkrankung ist. Nach den ersten grippeähnlichen Symptomen folgt eine Ruhepause. Die Viren von HIV/Aids kommen im Blut zunächst nicht rasch voran, weil sie erst einmal die natürlichen Abwehrkräfte des menschlichen Körpers niederringen müssen.

Diese vermeintliche Ruhepause, bei der das Virus mit unterschiedlichen Erfolgen wirkt, kann bis zu sechs Monate dauern. Die Mediziner, sonst um lateinische oder griechische Fachausdrücke nicht verlegen, sprechen hier für jedermann verständlich von einem »Fenster«. Während dieser Fensterperiode läßt sich das Virus im Körper nicht nachweisen, obwohl es weiterhin die gesunden Abwehrzellen zerstört. In der Regel ist das »Fenster« vier bis sechs Wochen lang offen.

Es kann zu der grotesken Situation kommen, daß ein bereits an HIV erkrankter Mensch vom Arzt guten Glaubens als »gesund« nach Hause geschickt wird. Denn beim HIV-Test werden die normalen Abwehrzellen im Blut gezählt. Zwischen 600 und 1400 pro Milliliter Blut gelten als normal. Ihre Zahl geht während der Fensterperiode nicht so entscheidend zurück, daß der Test »HIV-positiv« registriert. Das ist erst ab 350 Abwehrzellen pro Milliliter Blut der Fall. Wie soll der Arzt wissen, daß er seinen Patienten ausgerechnet in einer Fensterperiode getestet hat? In der Zwischenzeit wurden sogenannte Schnelltests entwickelt, auch Speicheltests. Für sie gilt ebenfalls die Fensterzeit.

Derjenige, der einen Test vornimmt, wird von seinem Patienten nur selten erfahren, wann dieser zuletzt Sex hatte, bei dem eine Ansteckung möglich war. Die Erfahrung zeigt, daß schon in Deutschland solche Auskünfte nur widerwillig gegeben werden. In Afrika kommt hinzu, daß meist nicht Ärzte, sondern Sanitäter oder Krankenschwestern bei Tests eingesetzt werden; ihnen gegenüber sind die Patienten mit Aussagen noch zurückhaltender.

Die psychologische Schranke zwischen Patient und medizinisch geschultem Hilfspersonal ist in Afrika nahezu unüberwindlich, wenn es um intime Einzelheiten aus dem Privatleben geht. Es sei denn, es handelt sich um Sexarbeiterinnen oder um zornige Ehefrauen, die davon überzeugt sind, daß ihre Männer sie auf dem Umweg über Freundinnen angesteckt haben, oder um schwangere Frauen, die es geschafft haben, ihren Mann von der Notwendigkeit eines Tests zu überzeugen, oder die sogar beim Test einen Alleingang aufgrund ihrer Schwangerschaft wagen.

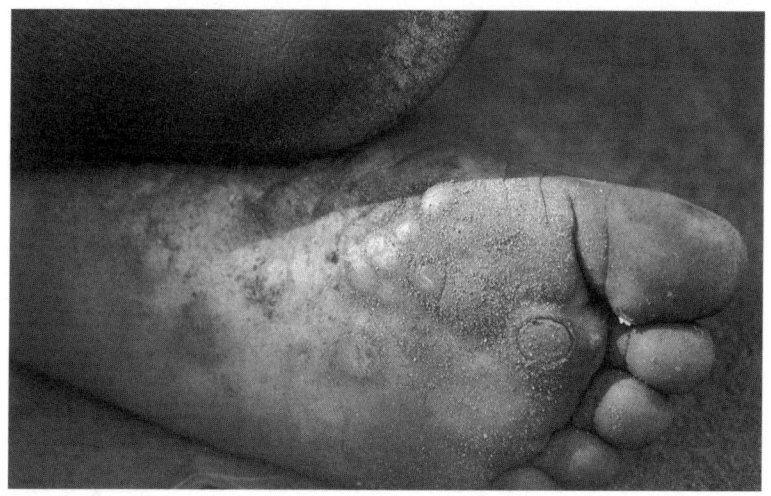

Fortgeschrittene Immunschwäche. Die Haut platzt nicht nur an den Füßen.

Um sicherzugehen, daß ein negativer Test auch wirklich negativ war, müßte spätestens nach einem halben Jahr erneut getestet werden. Das ist schon bei uns nicht ohne weiteres durchzusetzen, geschweige denn in Afrika. Selbst dort, wo die Gesundheitsbehörden außerhalb der Städte Tests ermöglichen, kann man nicht einfach zur Teststation fahren. Weite Wege sind in Afrika normal.

Wer dort einmal in der Klinik war, die ohnehin meist eine Behelfsklinik ist, und keinen triftigen Grund erkennt, warum er noch einmal kommen sollte, wird lieber zu Hause bleiben. Außerdem muß immer erst geklärt werden, daß die Tests nichts kosten. Wer nur mit Mühe Geld für einen Test aufgebracht hat, wird nicht auch noch für einen zweiten Test zahlen wollen. Selbst wenn es Beträge sind, die wir für lächerlich halten. Außerdem kommt hinzu, daß Aids als Schande gilt. Manche Patienten kommen, lassen sich testen und tauchen dann nie wieder auf, weil sie fürchten, HIV-positiv zu sein. Das gibt es nicht nur in Afrika, wir kennen es sogar aus den USA.

Etwa 30 Millionen Menschen haben sich bisher allein in Afrika südlich der Sahara mit HIV/Aids angesteckt. Eine unvorstellbare Zahl, wären wir durch die Medien nicht längst an das Spiel mit Millionen gewöhnt, ob es nun um Dollar oder um Menschen geht. Afrikas Aufbruch in eine neue Zeit, die dem kolonialen Zeitalter folgt, ist mit Aids so eng verwoben, daß man sie später vermutlich die Aidszeit nennen wird. Nicht nur der vielen Toten wegen werden sich die Afrikaner ungern daran erinnern.

Kaum haben sie sich von der Vorherrschaft der Weißen gelöst, wird ihnen über Aids brutal vor Augen geführt, daß es entwickelte und weniger entwickelte Staaten gibt. Die einen haben inzwischen so viele Ärzte und so viele Krankenhäuser mit modernster medizinischer Ausrüstung, daß, wie in der Bundesrepublik, von einem Überangebot gesprochen wird. In Afrika hingegen ist auf dem flachen Land im Umkreis von hundert Kilometern oder noch mehr oft nur ein einziger Doktor anzutreffen.

Ich habe einen Arzt in einer Buschklinik besucht, der seinen Patienten das Ohr an die Brust legte, um ihren Atemzügen zu lauschen. Ein Hörgerät besaß er nicht. Sein wichtigstes medizinisches Gerät war ein Fieberthermometer. Er verdient im Monat 70 Dollar. Die staatliche Gesundheitsbehörde, dafür zuständig, schickt ihm zu wenig selbst einfachster Medikamente. Die sind schnell verbraucht. »Wenn es wieder einmal soweit ist, muß ich die Patienten ohne Arznei nach Hause schicken«, klagt er, »ich als Doktor der Medizin.« Aidstests gibt es bei ihm ebenfalls nicht. Stationen, in denen auf Aids getestet wird, sind im gesamten Afrika noch im Aufbau begriffen.

Damit diese erbärmlichen Zustände internationale Aufmerksamkeit finden, werden Kongresse veranstaltet. Die größte Veranstaltung dieser Art ist die Anti-Aids-Konferenz der Vereinten Nationen. Früher wurden bei Kongressen schmale Drucksachen an die Presse verteilt. Jetzt gibt es erst einmal schicke schwarze Tragetaschen für die 800 Journalisten. So groß wie Einkaufstaschen. Sie sind so unverzichtbar wie der Presseausweis, weil niemand die Unterlagen für die 14. Internationale Anti-Aids-Konferenz der Vereinten Nationen in Barcelona sich einfach unter den Arm klemmen könnte.

Die Unterlagen wiegen sechseinhalb Kilogramm und wurden, weil sie sonst noch umfangreicher ausgefallen wären, zum Teil ganz klein gedruckt. Wohl wissend, daß man selbst für Aids die öffentliche Meinung nur ab und zu interessieren kann, haben sich die Vereinten Nationen etwas Ungewöhnliches einfallen lassen: Spektakuläre Kongresse im Zwei-Jahres-Rhythmus, mit einer Delegiertenzahl, die der Einwohnerzahl einer kleinen Stadt entspricht. Es sind internationale Veranstaltungen, die jeweils in einem anderen Land stattfinden. Die vorletzte war in Südafrika, 2002 war es Barcelona und 2004 wird das Treffen in Thailand abgehalten werden.

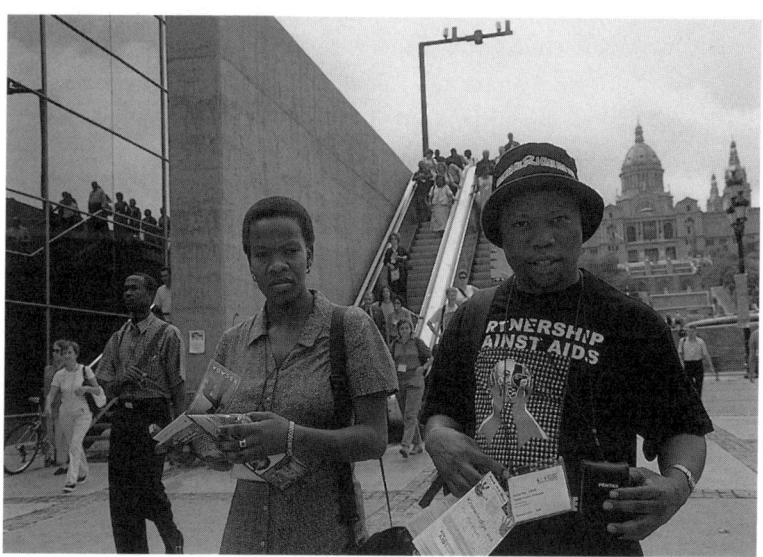

Anti-Aids-Konferenz in Barcelona (2002).

Aus den meisten Staaten der Welt sind insgesamt 14 000 Delegierte zu der Konferenz nach Barcelona gekommen. Eine Aidszwischenbilanz soll vor allem den Afrikanern Hoffnung machen, da im Vorfeld von Barcelona die reichen Staaten den Armen wieder einmal viel Geld versprochen haben. Nach dem Motto, Geld macht nicht glücklich, aber es beruhigt vielleicht. Diesmal wurde zuvor weltweit leidenschaftlich über die Preise für die ersten Medikamente diskutiert, die Aids zwar nicht heilen, aber die Immunschwäche aufhalten können. Eine künstlich hochgeputschte Debatte, wie sich schnell zeigte.

In Barcelona ging es den Vereinten Nationen vor allem darum, international mehr Unterstützung für einen »Global Fund« zu gewinnen, in den wohlhabende Nationen jährlich zehn Milliarden Dollar für die Entwicklungsländer zur Bekämpfung von Aids, Malaria und Tuberkulose einzahlen sollen. Gleichzeitig müßten die Vereinten Nationen allerdings an die Entwicklungsländer appellieren, ihre Bürgerkriege einzustellen und kein Geld mehr für Waffenkäufe auszugeben. Aus politischen Gründen, wie das so schön heißt, ist das ausgeschlossen. Länder, die zahlen sollen, werden mit Rücksicht auf ihre Steuerzahler deshalb sehr zurückhaltend sein.

Zur Aidszwischenbilanz gehört noch immer, wie es mit dem Virus vor zwei Jahrzehnten angefangen hat. Die Zeit ist längst vorbei, in der einzelne Forscher herausragende Entdeckungen machen. Wie ein Robert Koch, dessen Name für immer mit der Heilung von Tuberkulose und Cholera verbunden ist und der als Begründer der Bakteriologie gilt. Oder Sir Alexander Fleming, der das Penicillin entdeckte und damit das erste Antibiotikum. Schließlich müßte ein Dr. Salk erwähnt werden, dem wir den Impfstoff gegen Kinderlähmung verdanken.

Bei Aids sind es nicht die Namen einzelner Ärzte. Allenfalls große Firmen der Arzneimittelindustrie stechen hervor. Es war auch nicht ein Mediziner, sondern es waren mehrere amerikanische Ärzte, die im Sommer 1981 in Los Angeles den Tod einiger Homosexueller gründlich untersuchten, die an einer seltenen Form von Lungenentzündung gestorben waren. Diese wurde auf Immunschwäche zurückgeführt. Das Untersuchungsergebnis, in einer Fachzeitschrift veröffentlicht, erregte großes Aufsehen. Andere Fälle der neuen Immunschwäche wurden bekannt. Man nannte sie Aids.

Das Virus, das dazugehört, entdeckte 1983/84 eine Gruppe französischer Ärzte, wohl gleichzeitig mit amerikanischen Ärzten. Es erhielt den Namen HIV. Die Wissenschaftler in den Industriestaaten waren sich schnell einig darin, woher das neue tödliche Virus kam. Sie fanden ähnliche Viren im Blut von Affen. In Affen, ihrem natürlichen Wirt, wie man das nennt, lösen die Viren die tödliche Immunschwäche nicht aus.

Erst als das Virus auf noch nicht geklärte Weise den Weg vom Affen zum Menschen fand, wurde es tödlich. HIV 1, das meist verbreitete Virus, hat seinen Ursprung beim Schimpansen. Mittlerweile gibt es auch schon HIV 2. Dieses Virus ist ebenfalls tödlich, vor allem in Westafrika, und es verbreitet sich nicht so rasch. HIV 2 wird auf die Mangabey-Affen zurückgeführt. Die Mangabey-Affen sind schlank, haben lange Schwänze und weiße Augenlider oder weiße Augenränder. Sie heißen auch Kapuzineräffchen.

Es wird behauptet, daß sich in einem bisher einzigartigen Fall ein Fußballspieler mit Aids angesteckt hat. Ein anderer Spieler war HIV-positiv. Er hatte am Bein eine frisch blutende Wunde. Der Fußballspieler, ein gesunder Mann, blutete ebenfalls stark am Bein. Die beiden stürzten, ihre blutenden Wunden trafen aufeinander. Der Gesunde wurde dabei mit dem Virus infiziert. Sollte sich diese Infektion tatsächlich so ereignet haben, wäre es auch möglich, daß sich ein Afrikaner bei der Jagd auf Schimpansen mit dem Virus angesteckt hat.

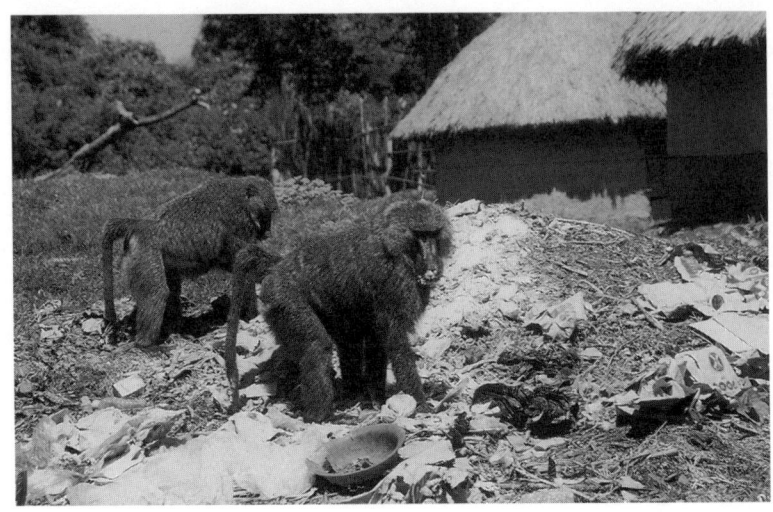

In Westafrika werden Paviane wie Rehe bei uns gejagt. Ihr Fleisch wird mitunter roh verzehrt. Auf diese Weise könnten sich Menschen mit Aids infiziert haben, weil Paviane das Virus in sich tragen.

Damit wäre erklärt, wie es zum Ausbruch von Aids bei Menschen kam. Bleibt nur die Frage: warum nicht schon früher?

Die erste Begegnung mit Schimpansen in Afrika ist weniger aufregend, als ich mir das vorgestellt habe. Große stattliche Affen wühlen neben possierlichen Äffchen in frischem Müll, gleich an der Hauptstraße, die im Norden des Viktoriasees die afrikanischen Staaten verbindet. Daneben befinden sich Arbeiterhütten im Grenzgebiet. Hier werden Schimpansen seltener gejagt und verspeist als im Westen des afrikanischen Kontinents.

Ein Brauch, Naturschützern sei es gesagt, der wie das Jagen mancher anderen Tiere in Afrika dem Jagen von Rehen und Hirschen in Europa entspricht. Hier am Viktoriasee werfen die Lkw-Fahrer den Schimpansen immer wieder Bananen zu, die den Affen augenscheinlich besonders gut schmecken. Bananen wachsen in dieser Gegend üppig. Sie kosten fast nichts.

Am Viktoriasee, auf dem Staatsgebiet von Tansania, wurden die ersten HIV-infizierten Afrikaner entdeckt, später als in Europa und Amerika. Deshalb bin ich allerdings noch lange nicht auf gesprächsbereite Partner für das Thema Affen, Aids und Menschen gestoßen. Ich begegnete nur wenigen, die sich dafür interessierten, warum ausgerechnet bei ihnen Aids ausgebrochen war.

Anders als in Deutschland, wo bei Katastrophen gleich ausgiebig über deren Ursprung debattiert wird und man womöglich noch die Frage nach dem Sinn des Lebens einbezieht, begnügen sich die Afrikaner damit, von heute und morgen zu sprechen, auch bei HIV/Aids. Nur wenn sie den Eindruck haben, jemand wolle ihnen in diesem Zusammenhang eine Schuld aufladen, nennen sie jene mit Namen, die aus afrikanischer Sicht auch für HIV/Aids verantwortlich sind, die Amerikaner.

In einer Stadt am See sitze ich einem angesehenen Arzt gegenüber. Er schaut mich verwundert an, als ich von Aids und Schimpansen zu reden beginne. Er zeigt gleich, das ist für ihn keine medizinische, sondern eine politische Frage, und sie ist längst gelöst. Er erzählt:»Ich habe hier 1983 die ersten Aidskranken Afrikas entdeckt. Die Patienten, mit denen ich zu tun hatte, sahen aus, als hätten sie Tuberkulose. Sie hatten aber keine Tuberkulose. In einem britischen medizinischen Journal las ich dann einen Artikel über Aids. Daraufhin kontaktierte ich unser Ministerium.« Dann lächelt er überlegen.»Die Amerikaner hatten da schon längst Aids. Es ist doch völlig klar. Dort war es zuerst. Die brachten Aids zu uns. Darüber muß man gar nicht weiter reden.«

Für nicht wenige Afrikaner liegt es auf der Hand. Ihrer Ansicht nach versuchen die ehemaligen Kolonialmächte mit der Kombination von Affen und Aids, den Ruf Afrikas als den eines dunklen Kontinents wiederzubeleben, um von der kolonialen Hinterlassenschaft abzulenken, die mit Armut und Elend eine Aidsepidemie in diesem schrecklichen Ausmaß erst ermöglichte. »Die Kinder in Europa lieben die Schimpansen im Zoo, weil die sich so nett im Käfig machen«, bekomme ich immer wieder zu hören. »Dann erfahren die Kinder und ihre Eltern, daß wir Schwarzen die Schimpansen schlachten und oft roh essen. Damit ist für sie bewiesen, daß wir immer noch Wilde sind.«

Eine öffentliche Diskussion zum Thema HIV/Aids und Affen, ob Aids nun in Afrika entstanden ist oder aus Amerika kommt, findet jedoch nicht statt. Ich glaube, sie ist auch nicht zu erwarten, da es für Afrikaner viel vordringlichere und näherliegende Gesprächsthemen gibt.

Hexeneinmaleins mit Pillen

Der Chef des neuesten wissenschaftlichen Instituts in Kenias Hauptstadt Nairobi liebt große Gesten. Er greift mit der rechten Hand nach einer kleinen schwarzen Tasche, die vor ihm auf dem Konferenztisch liegt, reißt sie hoch und schwenkt sie neben seinem Kopf hin und her. Dann nimmt er noch die linke Hand zu Hilfe, um das, was er sagen will, überdeutlich zu machen.

»In dieses Täschchen könnte ich alle Pillen packen, die uns Boehringer in diesem Jahr schenken wird«, meint er verächtlich. »Was bedeutet das schon für eine deutsche Firma? Da sehen Sie, was von dem Angebot, fünf Jahre kostenlos Pillen zu liefern, zu halten ist.« Boehringer Ingelheim hat mehr als 100 Staaten angeboten, ihnen fünf Jahre lang kostenlos das Medikament Viramune zu liefern, mit dem die Übertragung von HIV/Aids von der kranken Mutter auf das Baby weitgehend verhindert wird. Das betrifft vor allem Afrika.

Die Szene mit der Tasche hat der Direktor gut einstudiert. Er weiß, daß sein Argument zunächst überzeugt. Doch genauer betrachtet, gehört es zu jenen Halbwahrheiten, die zwar bei der leidenschaftlichen Auseinandersetzung um Preise für Medikamente für großen Beifall sorgen, letztlich aber bei der Wahrheitsfindung, wie das mitunter genannt wird, nicht weiterführen.

Mit Boehringer in Ingelheim hat der afrikanische Arzt sich ein schlechtes Beispiel ausgesucht. Das Medikament dieses deutschen Unternehmens muß nämlich von einer schwangeren Frau nur ein einziges Mal in Form einer einzigen Kapsel eingenommen werden. Ebenso bekommt das Neugeborene seine Medizin als Einmalgabe eingeflößt.

Große Mengen von Pillen sind also bei Boehringer ohnehin nicht vorgesehen. Hinzu kommt, daß es von der jeweiligen

Regierung abhängt, wie viele Kapseln des Medikaments geliefert werden. Wenn sich nur wenige schwangere Frauen auf HIV testen lassen oder wenn zum Beispiel Kenia seiner Bevölkerung nur wenige Möglichkeiten für Tests bietet, wird das Täschchen des Institutsdirektors ziemlich leer bleiben. Noch dazu, wenn zwar das Medikament umsonst verabreicht wird, die Frauen aber für die Tests zahlen müssen. Nicht nur in Kenia, im gesamten Afrika sind alle Variationen möglich.

Boehringer Ingelheim trifft Vereinbarungen mit den afrikanischen Staaten, die verhindern sollen, daß die kostenlose Medizin irgendwo ungenutzt liegenbleibt, oder von einem afrikanischen Flugplatz direkt wieder nach Europa zurückkehrt, um dort auf einem grauen Markt ansehnliche Profite zu erbringen. Mit anderen Anti-Aids-Medikamenten ist das bereits geschehen.

Im Sommer 2002 betrug der Verkaufspreis des Unternehmens in Ingelheim für eine Tagesdosis Viramune an den Großhandel vier Euro. In den Apotheken in Mainz wurde zur gleichen Zeit eine Packung mit 60 Kapseln für 438,60 Euro verkauft. Entsprechend geteilt ergibt das 7,30 Euro pro Kapsel. Auf dem Weg vom Unternehmen über Großhändler zum Verbraucher verteuert sich diese Medizin also fast um hundert Prozent. Der größte Anteil an der Handelsspanne entfällt auf die Apotheker.

Manchmal wird statt von Viramune von Nevirapine gesprochen, obwohl Viramune gemeint ist. Nevirapine ist die medizinische Bezeichnung. Für den Verkauf hat die Firma, warum auch immer, die Bezeichnung Viramune gewählt. Das Medikament, von dem bisher nur wenige Nebenwirkungen bekannt sind und das sogar das US-Außenministerium in seinem Informationsdienst empfiehlt, wird nicht nur für das eingesetzt, was man auch in Deutschland MTCT-Programm nennt. MTCT ist die international übliche englische Abkürzung für Mother to Child Transmission, also Mutter-zu-Kind-Übertragung. Erwachsene HIV-Patienten schlucken je nach Vorschrift des Facharztes unter Umständen zwei Viramune-Kapseln am Tag als Bestandteil einer anderen Therapie.

Das Wundermittel, das Zehntausende von Babys vor allem in Afrika vor einem frühen Aidstod retten könnte, ist nur mittelbar eine deutsche Erfindung. Boehringer, eine weltweite Firma mit Laboratorien in Übersee, hatte den Auftrag zur Entwicklung eines Anti-Aids-Medikaments an amerikanische Wissenschaftler vergeben. Anfangs wußte keiner der Beteiligten, welches Ergebnis ihre aufwendigen Studien haben würden.

Das Buch, in dem die Amerikaner den Weg zu Nevirapine/Viramune schildern, liest sich wie ein Detektivroman, weil die Ärzte in mühevoller Kleinarbeit mit Hunderten von Proben im Reagenzglas Erfolge suchten, für die sie erst einmal nur Mißerfolge einstecken mußten. Unter Umständen half dann ein Kollege zufällig weiter. Ratten und Mäuse spielen mittlerweile nur noch eine Nebenrolle bei dieser Art des Forschens. Kontakte der Forscher untereinander sind wichtig.

Vier Euro für eine einzige Tablette Viramune wären eine astronomische Summe für Patienten in Afrika, ausgenommen die dünne begüterte Schicht in den großen Städten. Dazu kommen noch die allerdings wesentlich geringeren Kosten für die dazu entsprechende Babyarznei, die dem Neugeborenen in den Mund gesprüht wird. Boehringers Initiative der kostenlosen Pillen sollte man im Zusammenhang der Preissenkungen aller pharmazeutischen Unternehmen für ihre antiretroviralen Substanzen sehen.

Ein entsetzliches Wort, »antiretroviral«, ein richtiger Zungenbrecher. Aber es gibt keine andere, ebenso zutreffende Bezeichnung für diese Medikamente. Preissenkungen der Pharmaindustrie bei den wichtigsten Anti-Aids-Medikamenten haben den Gegnern der Konzerne zunächst einmal den Wind aus den Segeln genommen.

Unternehmen der Pharmaindustrie sind jedoch keine Hilfsorganisationen. Auf dem Höhepunkt der Auseinandersetzung um Preise für die neuen Medikamente schien es so, als müßten sich die Hersteller von Arzneimitteln dafür entschuldigen, daß sie ihre Unternehmen nach wirtschaftlichen Gesichtspunkten führen, als ob sie dem lieben Gott und nicht ihrer Bilanz und ihren Aufsichtsräten verpflichtet wären. Die Unternehmen hatten sich in die Enge treiben lassen.

Die amerikanischen Unternehmen, denen es gelungen war, mit Präparaten gegen die Immunschwäche die ersten zu sein, wollten sich das entsprechend honorieren lassen. Sie gingen dabei so naiv vor, als hätten ausgerechnet sie in den USA noch nie etwas von Public Relations gehört, von dem Bemühen, sich stets rechtzeitig die Gunst der Öffentlichkeit für ein neues Produkt zu verschaffen.

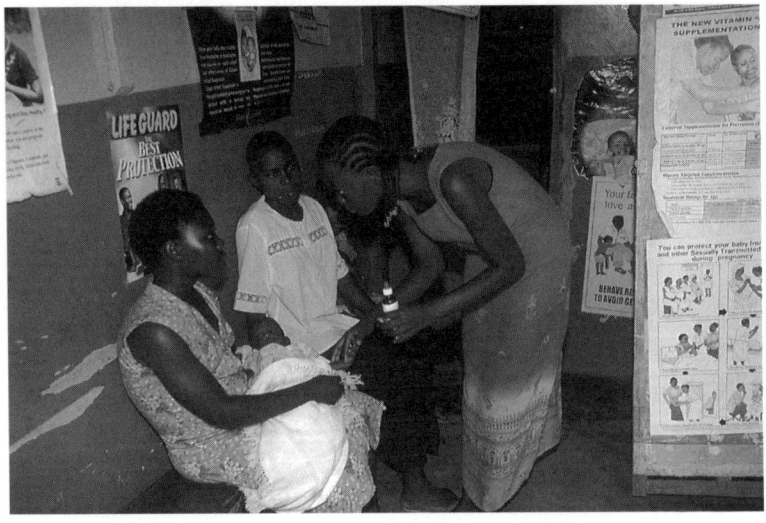

Es gibt nicht immer Medikamente in der Krankenstation. Ein neues Problem entsteht, wenn die Krankenschwester von der Mutter Geld verlangt.

Denn was bei ihrer Kalkulation herauskam, waren mit die teuersten Medikamente, die es je gegeben hatte. Und auf die Millionen der Ärmsten dieser Welt in den Entwicklungsländern warteten. Eine einleuchtende Erklärung für die hohen Preise fehlte zunächst. Da nutzte es den Herstellern der Arzneimittel wenig, später auf besonders hohe Forschungskosten und auf die teuere Entwicklung der neuartigen Substanzen gegen das tödliche Virus hinzuweisen, wie auch auf Herstellungskosten, die in diesem Fall wegen des komplizierten Aufbaus der neuen Medikamente höher waren als sonst üblich. Die neuen Medikamente werden chemisch in drei Gruppen eingeteilt. Alle drei Gruppen können Aids zwar nicht heilen, aber zumindest die Immunschwäche beim Menschen aufhalten, so daß er leben kann wie vor der HIV-Infektion. Es müssen nur eben Medikamente aller drei Gruppen gemeinsam eingesetzt werden. Deshalb wird von einer Dreifachtherapie gesprochen. Der Patient muß diese Arzneien sein Leben lang einnehmen. Ursprünglich meinten die Ärzte, das habe Tag für Tag zu geschehen. Jetzt sagen sie, es wären kurze Pausen möglich. In Deutschland sind bisher 17 der neuartigen Substanzen zugelassen.

Den Vorwurf, selbst bei einer Katastrophe wie Aids in ihren Chefetagen keine Moral zu haben, sondern nur die höchstmöglichen Gewinnspannen zu berechnen, mußte die amerikanische Pharmaindustrie zunächst auf sich sitzen lassen. Mit der weltweiten Empörung hatte sie nicht gerechnet. Auch nicht damit, daß die afrikanischen Regierungschefs selbstverständlich die Gelegenheit nutzen würden, wieder einmal auf Armut und Elend hinzuweisen und auf die Unmöglichkeit, teure Medikamente aus der leeren Staatskasse zu bezahlen, wofür sie allgemeines Verständnis fanden.

Sogar im eigenen Land wurde der amerikanischen Pharmaindustrie vorgeworfen, nur Profitgier walten zu lassen.

Unter den Kritikern waren homosexuelle HIV-infizierte Mediziner, deren Argumente in der Öffentlichkeit gehört wurden. Denn selbst vermögende, mit dem Virus infizierte amerikanische Ärzte waren nach einer gewissen Zeit nicht mehr in der Lage, ihre Aidsarznei zu bezahlen.

10 000 Dollar wurden anfangs in den USA für eine Jahresdosis des ersten Medikaments verlangt, das auf den Markt gekommen war. Zwei weitere, für die Behandlung absolut notwendige Substanzen dazugerechnet, und schon war man bei fast 30 000 Dollar jährliche Kosten allein für die Arzneien der Dreifachtherapie. Inzwischen sind es weniger als die Hälfte.

In Deutschland gehen Fachärzte im Sommer 2002 bei HIV/Aids-infizierten Patienten im Durchschnitt von monatlichen Kosten in Höhe von 2 000 bis 3 000 Euro aus. Damit sind nicht nur Medikamente erfaßt. Arztkosten und vor allem Kosten für Krankheiten, die beim Patienten als Folge der Immunschwäche auftreten, sind mit eingerechnet.

Doch wo bleibt Afrika? Selbst sonst um Worte nie verlegene Leute wie die »Ärzte ohne Grenzen« halten sich mit einemmal zurück. Wohl deshalb, weil die in diesem Zusammenhang wichtigsten Unternehmen der Pharmaindustrie einen sensationellen Kurswechsel vorgenommen haben, der sich in den nächsten Jahren bemerkbar machen wird.

Zu Tiefstpreisen will man bald die Anti-Aids-Substanzen nach Afrika liefern. Mit 80, 85 oder gar nur 90 Prozent Rabatt des ursprünglichen Preises wollen die Unternehmen zukünftig zufrieden sein. Vorausgesetzt, die afrikanischen Regierungen respektieren die von der Pharmaindustrie für ihre Produkte angemeldeten Patente. Der Kurswechsel der Pharmaindustrie kam nicht grundlos.

Vor allem ging es darum, die sogenannte Schmutzkonkurrenz auszuschalten. Im Vorfeld erneuter Gespräche zwischen Pharmaindustrie und afrikanischen Regierungen lieferten

Inder und Brasilianer bereits nachgemachte Medikamente unglaublich billig an jeden, der sie haben wollte. Die Billiganbieter hatten es einfach. Die Ergebnisse der Aidsforschung werden veröffentlicht und sind damit weltweit zugänglich. Man kann also nachlesen, wie die neu entdeckten Medikamente zusammengesetzt sind. Was immer in der Produktion an technischem Gerät und chemischen Substanzen gebraucht wird, gibt es in den Industriestaaten zu kaufen. Besonders Indien, aber auch Brasilien haben Ingenieure und Fachmediziner aufzuweisen, die denen der Industriestaaten in nichts nachstehen. Um Patente kümmern sie sich allerdings nicht.

Die Slums von Rio, Bombay und Kalkutta für sich genommen, vermitteln ein einseitiges Bild der Staaten, aus denen billige Medikamente kommen. Von den Indern ist zu hören, daß sie einen neuen Preiskrieg gegen die westliche Pharmaindustrie nicht scheuen. Sie haben mehr Spielraum als die Unternehmen in Amerika, weil ihre Kosten erheblich niedriger sind. Der Spielraum wird ihnen jedoch nichts nutzen, wenn es zu der erwarteten Einigung zwischen afrikanischen Regierungen und der Pharmaindustrie kommt. Die Einfuhr entsprechender Medikamente aus Indien und Brasilien nach Afrika wird dann verboten.

Besonders komplizierte Substanzen einer bestimmten Gruppe von Medikamenten aus der Dreifachtherapie, die sogenannten Protease-Hemmer, wurden in Indien und Brasilien zunächst nicht hergestellt. Das konnte für Patienten tödlich sein, weil eben nur alle drei Medikamentengruppen gemeinsam bei der Behandlung der Immunschwäche wirken. Diese Lücke bei den Billigpräparaten wurde inzwischen geschlossen. Sie hätte nur bei Patienten in Entwicklungsländern Folgen haben können, besonders in Afrika, wo billige Präparate auf jeden Fall bevorzugt werden.

Daß es in diesem Fall nicht zu weltweiten Protesten kam, ist leicht zu erklären. Die Vereinten Nationen sagen uns, von nahezu 30 Millionen vom Virus infizierten Afrikanern werden bisher höchstens 50 000 mit Anti-Aids-Präparaten behandelt. Gleich 0,00166 Prozent, Stand Sommer 2002. Das sind entweder reiche Leute oder Arme, bei denen Ärzte Erfahrungen für die Behandlung mit verschiedenen Medikamenten sammeln. In den USA und in Europa werden die Aidskranken ausschließlich von Medizinern behandelt, die für den Umgang mit dem tödlichen Virus geschult sind. In Afrika gibt es prominente Ärzte, die behaupten, daß ein Arzt für die HIV/Aids-Behandlung keine besonderen Kenntnisse haben muß.

Ein Meinungsstreit, der erst begonnen hat. Er wird seinen Höhepunkt dann erreichen, wenn es einmal tatsächlich um die massenhafte Behandlung von HIV-infizierten Frauen, Männern und Kindern in Afrika geht. Dort gibt es ohnehin zu wenig Ärzte, geschweige denn welche mit besonderer Schu-

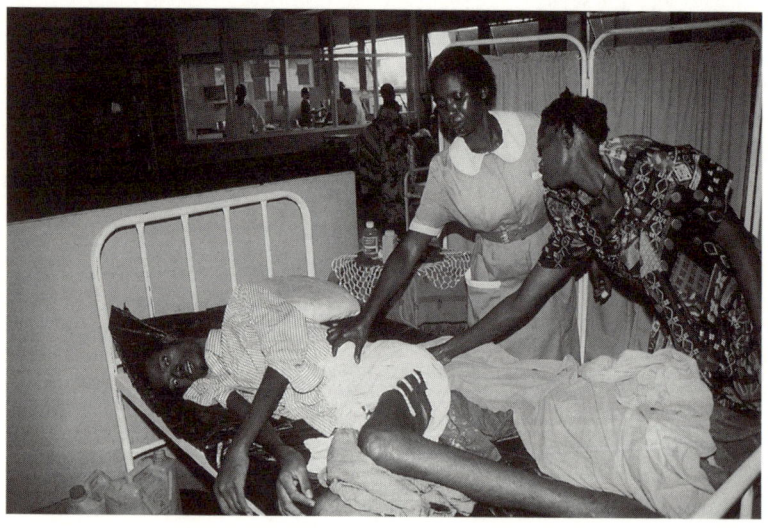

Fortgeschrittenes Aidsstadium beim Ehemann. Er liegt im Krankenhaus auf einer Plastikplane, weil er Kot und Urin nicht mehr halten kann.

lung. Bei uns werden HIV-geschulte Ärzte vor allem deshalb eingesetzt, weil Patienten der Dreifachtherapie während der Einnahme der antiretroviralen Substanzen ständig auf ihre Reaktion hin beobachtet werden müssen.

Zudem wird es bei uns als äußerst wichtig angesehen, daß ein Facharzt vor der Behandlung festlegt, welcher Medikamenten-mix auf der Basis des Krankheitsbilds für den Patienten in Frage kommt. Von den Nebenwirkungen der neuen Arzneien wissen wir noch wenig. Diese Medikamente wurden sehr schnell zuge-lassen. Heute verlangen die zuständigen Behörden mehr Informationen über eine HIV-Medizin, ehe sie freigegeben wird.

Nur 350 US-Dollar im Jahr kosten derzeit die Medikamente für eine indische Anti-Aids-Therapie. Die Inder wollen gege-benenfalls noch weiter mit den Preisen heruntergehen. Kosten für Forschung, Entwicklung und Erprobung entstehen ihnen beim Kopieren der Medikamente nicht. In Europa und Ameri-ka wenden Fachleute gegen die Billigpräparate ein, die antire-troviralen Substanzen seien äußerst kompliziert herzustellen. Was schon damit bewiesen wurde, daß es die Protease-Hem-mer, also die kompliziertesten Präparate, jahrelang nicht als billige Kopien gab. Weder Indern noch Brasilianern wird bei allem Respekt vor ihren Experten zugetraut, daß sie die not-wendige Präzision bei der Herstellung über einen längeren Zeitraum hinweg einhalten können. Ob das zutrifft, weiß bis-her niemand zu sagen.

Die Verluste beim afrikanischen Geschäft will die westliche Pharmaindustrie mit höheren Preisen für Anti-Aids-Medika-mente in den reichen Ländern wieder ausgleichen. Die hitzige Debatte um Preise hat leider den Blick dafür getrübt, daß im afrikanischen Alltag noch ganz andere widrige Umstände die Behandlung der Millionen HIV-Infizierter mit den verfügba-ren Medikamenten sehr schwierig, wenn nicht oft sogar unmöglich machen.

Es geht dabei um Kleinigkeiten, an die wir nicht denken, weil wir sie für selbstverständlich halten. Gesetzt den Fall, in Afrika südlich der Sahara erhält ein HIV-Patient tatsächlich nach einem Tagesmarsch in eine neue Aidsstation Medikamente für eine Woche oder für einen noch längeren Zeitraum. Die müßte man ihm dann in mehreren Schachteln oder Plastiktüten mitgeben, denn wie sollte er sie sonst auseinanderhalten? Wieder daheim in der Hütte, wo soll er die Arznei aufbewahren? Da ist kein Schrank, kein Kästchen, kein Regal.

Soll der Aidspatient die Anti-Aids-Kapseln in den einzigen Topf der Familie legen, den die Frau zum Kochen braucht? Wie kann er oder sie verhindern, daß die Kinder in einer Hüttenecke die Kapseln finden und mit ihnen spielen oder sie aus Neugier in den Mund nehmen? Es ist müßig, wieder danach zu fragen, wer Schuld daran hat, daß viele Mütter und Väter der heutigen Generation nicht in die Schule gehen konnten. Jedenfalls können viele von ihnen nicht lesen und schreiben, auch nicht richtig zählen und rechnen, was sich auf ihr Verhalten im Alltag auswirkt.

Die Witwe des ermordeten ägyptischen Staatspräsidenten Anwar Sadat, eine engagierte Sozialarbeiterin, hat bei einem Kränzchen europäischer Diplomatenfrauen in Kairo einmal von ungeahnten Schwierigkeiten bei der Geburtenkontrolle in Ägypten erzählt. In den Dörfern Oberägyptens, so Frau Sadat, wollten die Frauen sichergehen, daß sie die tägliche Pille nicht vergessen. Also zählten sie die Pillen für eine Woche oder auch einen Monat ab und schluckten alle Pillen auf einmal.

Sämtliche verschriebenen Anti-Aids-Medikamente auf einmal nehmen, das würde vielleicht auch mancher Afrikaner tun. Er würde allerdings daran sterben, weil die Arzneien sehr giftig sind. »Wir treiben den Teufel mit dem Beelzebub aus«, hat mir ein Mediziner erklärt, der die neuen Arzneien gut kennt. So ist das eben, Schlimmes wird mit noch Schlimmerem angegangen. Es kommt darauf an, bestimmte Substanzen in der vorgeschriebenen Menge und zur vorgegebenen Zeit einzunehmen. Und es muß dabei noch manches andere beachtet werden.

Bis zu 36 Kapseln täglich können es je nach der vom Facharzt verschriebenen Mischung sein. Das sind weniger als in der Anfangszeit, weil manche Substanzen nicht mehr auf zwei Kapseln verteilt, sondern in einer zusammengefaßt sind. Dafür können es jetzt mitunter vier, fünf oder sechs unterschidliche Präparate sein. Wer soll da den Überblick behalten? Es ist nicht abzusehen, daß sich daran rasch Entscheidendes ändert.

Manche Medikamente sollen zu 100 Milligramm, andere zu 200 oder 300 Milligramm und wieder andere zu 150 mg oder 40 mg oder 0,75 mg eingenommen werden. Wer eine entsprechende Aufstellung der Pharmaindustrie liest, fragt sich unwillkürlich, wie ein Patient das behalten kann, was ihm mit dem Rezept vorgegeben wird. Viele Kombinationen sind möglich, keine kann man sich leicht merken. Etwa dreimal täglich je vier Tabletten zu 100 Milligramm, dazu dreimal am Tag je zwei zu 100 mg. Dazu nochmals zweimal am Tag je acht Kapseln zu 150 Milligramm. Oder zweimal täglich je sechs Kapseln, dazu dreimal je zwei und dreimal je vier. Das sind längst nicht alle möglichen Dosierungen.

Erinnerungen an die Schulzeit werden wach: Wie war das noch mal gleich mit Goethe und Faust? Die antiretroviralen Substanzen könnten aus der Hexenküche stammen. »Du mußt verstehn, aus eins mach zehn, und zwei laß gehn, und drei mach gleich, so bist du reich. Verlier die vier an fünf und sechs, das sagt die Hex', macht sieben und acht, so ist's vollbracht. Und neun ist eins, und zehn ist keins. Das ist das Hexeneinmaleins.«

Der Patient kann sich nicht darauf verlassen, daß er nach Beginn der Therapie stets die gleichen Medikamente in der

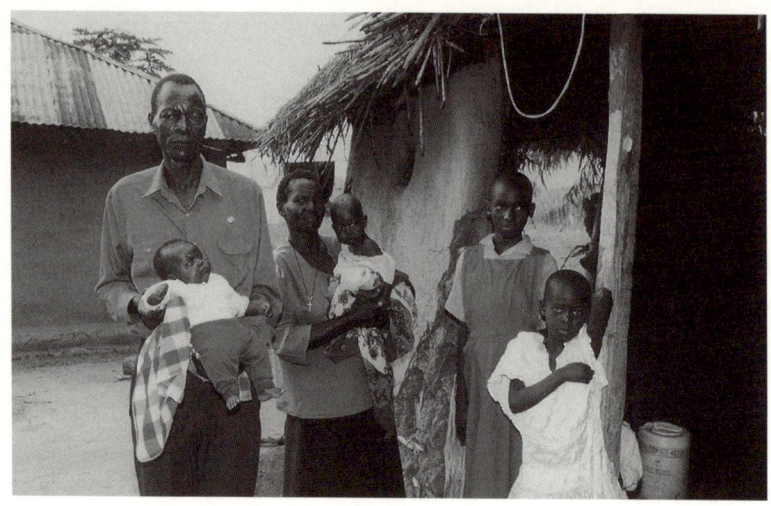

Ein trauriges Familienbild. Der Mann, vormals Polizist, hat seine beiden Ehefrauen mit Aids angesteckt. Sie haben die Kinder infiziert. Jetzt bleibt allen nur abzuwarten, bis sich die Immunschwäche auswirkt.

gleichen Dosierung nehmen wird. Je nach Erfolg oder Mißerfolg der Behandlung ändert der Facharzt die Substanzen. Damit wechselt in der Regel je nach Präparat die Anzahl der Kapseln. Selbst in unseren Breitengraden fällt es dem Kranken schwer, die Vorschriften des Arztes nachzuvollziehen. Wie dann erst in Afrika?

Um es dem Patienten zu erleichtern, wurden Tablettenkästchen für den Hausgebrauch entwickelt, die mit Klingelzeichen an die Einnahme der Medikamente erinnern. Sie waren ursprünglich für ältere Zuckerkranke oder Krebskranke gedacht. Für Aidspatienten sind sie nun besonders geeignet. Oft schenken Apotheker bei uns ihren HIV-Kunden den Klingelkasten, weil diese Patienten ja nicht gerade billige Medikamente kaufen, also ein Geschenk verdienen.

Aber Klingelkästchen auf dem Land in Afrika? Das kommt mir wie absurdes Theater vor. Abgesehen von allem anderen –

wer könnte zum Beispiel die Batterien für den Betrieb des Kästchens liefern, und wer würde sie bezahlen? Wer hindert die Familie daran, im Austausch für die Batterien Essen zu besorgen, weil die Kinder wieder einmal Hunger haben? Vor allem aber, wer sorgt dafür, daß die strikten Empfehlungen der Mediziner eingehalten werden?

Die Empfehlungen für das Einnehmen der Medikamente enthalten den Hinweis:»Mit einer Mahlzeit oder einem leichten Snack einzunehmen.« Oder:»Auf leeren Magen einnehmen. Entweder eine Stunde vor oder zwei Stunden nach dem Essen.« Und wenn in der Familie niemand eine Uhr besitzt? »Mindestens 1,5 Liter täglich trinken«, oder»Sollte im Kühlschrank aufbewahrt werden«. Und das alles im afrikanischen Busch?

In der Bundesrepublik gestand eine Interviewpartnerin der »tageszeitung«, daß sie seit einem positiven HIV-Test im Jahr 1992 bis zu einer Medikamentenpause im Jahr 2001 bereits 50 826 Tabletten geschluckt hatte. Sie meinte, sie sei bei der fünften oder sechsten Kombinationstherapie angelangt mit wechselnder Tablettenanzahl und wechselnden Einnahmezeiten.

Schließlich, um die sicher notwendigen, aber an der afrikanischen Wirklichkeit vorbeizielenden Hinweise abzurunden, noch der Vermerk:»Wenn der Patient auf das Präparat überempfindlich reagiert, sollte man es gleich absetzen.« Utopie für die Bauernfamilien auf dem flachen Land in Afrika, die, man kann es nicht oft genug wiederholen, mehr als 80 Prozent der Bevölkerung ausmachen.

Kostenlose Medikamente – Boehringer ging davon aus, daß vor allem afrikanische Regierungen sich um dieses Angebot reißen würden. Das Unternehmen fürchtete sogar, es seien nicht genügend Medikamente auf Lager. Aber nichts dergleichen geschah. Nicht einmal die Hälfte der afrikanischen

Regierungen hat bislang mit Boehringer den kostenlosen Bezug von Viramune vereinbart.

Es dauerte eine Weile, bis Boehringer herausfand, warum sich die Afrikaner derart zurückhielten, trotz Hunderttausender schwangerer Frauen in ihren Ländern, die mit dem Virus infiziert sind. Insgesamt wurden bis September 2002 von 100 Staaten, die kostenlos Viramune beziehen könnten, 34 Kunden der Ingelheimer. Nur 97 054 HIV-infizierte Frauen in diesen 100 Staaten werden aller Voraussicht nach ein virusfreies Baby gebären. Eine trostlos niedrige Zahl.

Auf einem Videoband der Firma Boehringer gesteht ein verlegen wirkender Mediziner: »Wir haben die Zeit unterschätzt, die man in Entwicklungsländern braucht, um eine grundlegende medizinische Infrastruktur aufzubauen, ohne die nun einmal Gesundheitstests und die Schulung von Ärzten und ihren Helfern nicht möglich sind.« Eine Selbstkritik, die erkennen läßt, daß die ausschließliche Beschäftigung mit Medikamenten den Blick auf das verstellen kann, was gleich danebenliegt.

Dieser Arzt hat zugleich ungewollt den Finger auf eine offene Wunde Afrikas gelegt. Die schmerzt so, daß sie von den Betroffenen gern verniedlicht wird. Es gibt viel zu wenig Ärzte, viel zu wenig Krankenschwestern, viel zu wenig Krankenhäuser, während die bestehenden meist miserabel ausgerüstet sind, viel zu wenig Kliniken, sogar viel zu wenig einfache Krankenstationen auf dem Land. Und die Ärzte in den wenigen großen Städten schrecken eher davor zurück, zu den Leuten in den Busch zu gehen, um sich dort um sie zu kümmern.

Fehlende medizinische Infrastruktur heißt im Alltag auf Aids bezogen, daß es in Afrika südlich der Sahara viel zu wenig Möglichkeiten außerhalb der großen Städte gibt, wo sich schwangere Frauen auf Aids testen lassen können. Falls sie dies überhaupt in Anspruch nehmen wollen, weil sie sich ihrer Familie und ihrer Gemeinde gegenüber nicht mehr schämen müssen, eventuell HIV-positiv zu sein, und falls der Ehemann vorher einem Test zugestimmt hat und falls der Weg zur nächsten Teststation nicht zu weit ist für sie. Und wenn alle Hürden überwunden sind, falls sie eine Gebühr für den Test bezahlen können, der nicht überall kostenlos ist.

Sind sie HIV-positiv, müßten sie später eigentlich mit einem medizinischen Beistand entbinden, und wenn es eine geschulte Hebamme ist. Nur so ist gesichert, daß die Mutter das Viramune zum richtigen Zeitpunkt schluckt und dem Baby die ergänzende Arznei innerhalb von 72 Stunden nach der Geburt eingeflößt oder eingesprüht wird.

Das Aidsvirus hat sich bei der Behandlung von Mutter und Kind einmal mehr als besonders tückischer Erreger gezeigt. Kaum waren alle glücklich über Viramune oder ähnliche Präparate, da wurde das Virus in Muttermilch nachgewiesen. Aber es ist wohl so, daß eine Infektion des Säuglings während dem Stillen weitgehend ausgeschlossen ist, wenn die Mutter dem Baby neben der Muttermilch keine andere Nahrung anbietet, die den zarten Darm verletzen könnte. Ausschließlich Muttermilch während der Stillzeit, werden die Mütter in Afrika angewiesen. Für Industriestaaten gilt es, auf Ersatznahrung zurückzugreifen.

Zwar gibt es Hunderte, ja Tausende von Studien, mit denen wir bis auf die Stelle nach dem Komma erfahren, wie viele Menschen in Afrika südlich der Sahara ohne ausreichende Mittel im Kampf gegen Aids während der nächsten Jahre sterben müssen, wie viele Millionen Waisen es geben wird und wie dramatisch das durchschnittliche Lebensalter sinkt. Doch kein afrikanischer Staat hat bisher ein Papier über notwendige Verbesserungen seiner medizinischen Infrastruktur vorgelegt. Was er hat, was er nicht hat, was er braucht, was es ungefähr kosten soll, um

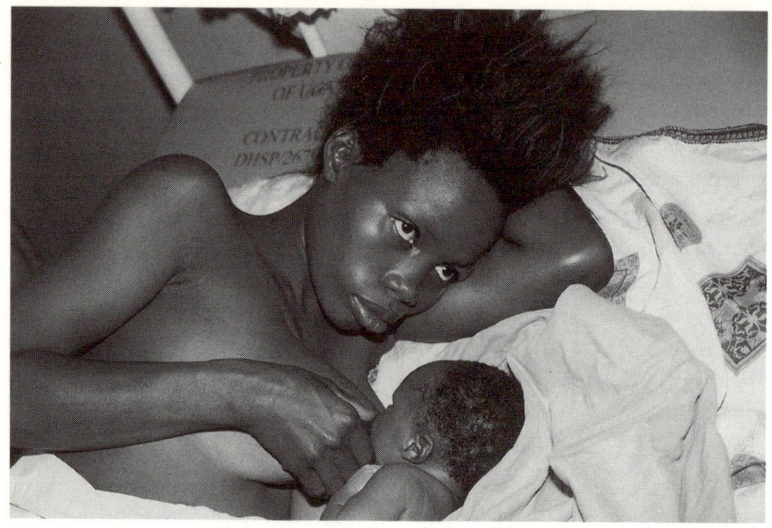

Die Mutter ist HIV-positiv. Es bleibt die bange Frage: Hat das Baby auch Aids?

wenigstens das Minimum dessen aufzubauen, was aus westlicher Sicht als unbedingt notwendig betrachtet wird.

Nur Uganda war bisher ehrlich genug, nach einer Studie seines Gesundheitsministeriums amtliche Zahlen über den Ist-Bestand zu nennen. Seither wissen wir, daß eine afrikanische Regierung sehr mutig sein muß, um die Tatsachen zu veröffentlichen, die ihr von der Opposition im Land als Selbstbeschmutzung angekreidet werden könnten. Denn die Zustände im Gesundheitswesen von Uganda sind verheerend, und in Uganda sagt man, im übrigen Afrika sehe es nicht anders aus:

Auf 20 000 Einwohner kommt in Uganda ein einziger Arzt. In Deutschland sind es 3,5 praktizierende Ärzte pro 1 000 Einwohner, also rund 70 mal mehr als in Uganda.

Auf rund 5 000 Einwohner kommt eine Krankenschwester. In Deutschland sind es 8,5 Krankenschwestern und Krankenpfleger je 1 000 Einwohner, also rund 40 mal mehr als in Uganda.

Mehr als 60 Prozent der Krankenhäuser sind in städtischen Gebieten eingerichtet, dort wohnen aber nur 20 Prozent der Bevölkerung, nach Schätzungen von Fachleuten jedoch mehr als 80 Prozent der Ärzte. Nur 40 Prozent aller Kliniken und Krankenhäuser unterhält der Staat. Gerade 10 Prozent der Landbevölkerung benutzt Latrinen, und immer noch kann annähernd die Hälfte der Bevölkerung weder schreiben noch lesen.

Demnach sind politische Gründe dafür ausschlaggebend, warum weder die afrikanischen Regierungen noch die Vereinten Nationen, noch die Weltbank an Studien interessiert sind, die das volle Ausmaß der menschlichen Katastrophe südlich der Sahara dokumentieren. Selbst unsere an Zahlen mit vielen Nullen gewöhnte Welt wäre entsetzt, würde eine internationale Organisation die Milliarden addieren, die auf absehbare Zeit dorthin fließen müßten. Die Folge wäre zweifellos weniger Geld für das Aidsprogramm der Vereinten Nationen. Schon jetzt werden jeder Dollar, jeder Euro zweimal umgedreht, ehe die Parlamente der Industriestaaten neue Hilfsgelder bewilligen.

Priscilla liegt auf dem Sterbebett. Sie weiß es nicht, weil ihr
Aids das Bewußtsein nimmt. Sie ist zum Skelett abgemagert,
wie ich es zuvor nur bei herumliegenden Leichen in Ruanda
gesehen habe, wo im Hochland nach dem Bürgerkrieg die
Sonne die nicht beerdigten Toten ausgetrocknet hat. Erschüt-
ternd, wie das tödliche Virus dies bei den noch Lebenden
schafft. Priscilla mag ein hoffnungsfrohes Mädchen von vielleicht 18 Jahren gewesen sein. Jetzt hat die Mutter die Sterben-
de in eine Ecke der Hütte auf Strohmatten gelegt und mit Lum-
pen zugedeckt.

Ob ihre Tochter eines der jungen Mädchen war, die von
HIV-infizierten Männern vergewaltigt werden, weil sie sich
durch Sex mit einer Jungfrau vom Virus befreien wollen?
Viele Männer glauben immer noch daran, daß das möglich
ist, vor allem in den Dörfern. Priscilla war noch nicht verheiratet, sagt die Mutter. Mag sein, daß sie vor Jahren schon einer
der in dieser Gegend herumziehenden Soldaten angesteckt
hat. Soldaten wird für die Ausbreitung von Aids mehr Schuld
gegeben, als es den afrikanischen Regierungen lieb sein kann.
Die Armeen der afrikanischen Bürgerkriege sind berüchtigt
dafür, daß sie junge Mädchen verschleppen und vergewaltigen.

Von Aids wußten Priscilla, ihre Mutter und der Rest der
großen Familie lange Zeit nichts. Das Wissen um die Gefahr
hätte ihnen auch nichts mehr genutzt, zu spät. Erst die Heran-
wachsenden werden davon profitieren. Nur mit Aufklärung
und anderer Vorsorge wollen die afrikanischen Regierungen
sich aber nicht zufriedengeben. Medikamente sind zu teuer,
und für die Versorgung der Kranken fehlt die Infrastruktur. In
den Kanzleien der Regierenden träumt man von einem Zau-

bermittel, das mit einem Schlag alle Probleme für die Zukunft löst. Man träumt von der vorbeugenden Impfung gegen Aids.

Eine Sondersitzung der Vereinten Nationen zum Thema Aids hat sie darin bestärkt. Denn die Vereinten Nationen riefen in seltener Einmütigkeit dazu auf, mehr Geld für die Entwicklung von Impfstoffen bereitzustellen. Sie brachten Aids in Zusammenhang mit Tuberkulose und Malaria, was ebenfalls hoffnungsfroh stimmt. Denn noch immer sterben in manchen Gebieten Afrikas mehr Menschen an Malaria als an Aids. An die Malariatoten hat sich die internationale Öffentlichkeit längst gewöhnt. Das wäre vermutlich anders, wenn Malaria eine Seuche in Europa wäre.

Auf Priscillas Totenschein wird als Todesursache auch Malaria stehen und nicht Aids. Das liegt daran, weil es mancherorts noch als anstößig gilt, an Aids zu sterben, und weil die Versicherung in den seltenen Fällen, wo eine abgeschlossen ist, zwar bei Malaria zahlt, doch nicht bei Aids. Für Malaria galt in der Vergangenheit, was für Aids heute gilt. Große Unternehmen der Pharmaindustrie, die eigentlich darauf spezialisiert sind, beteiligen sich nicht am Versuch, einen Impfstoff zu finden.

Für jene Pharmaunternehmen, die dafür in Frage kommen, wäre die Forschung nach einem Impfstoff gegen Aids eine Investition mit sehr hohem Risiko und nur geringer Aussicht auf Gewinn. Doch es ist nicht mehr so wichtig, ob sie mitmachen oder nicht. Denn Geld für das Forschen kommt von Regierungen und Stiftungen. Wissenschaftler arbeiten in Universitäten, staatlichen oder privaten Labors und Instituten. Alljährlich werden an die 500 Millionen Dollar für die Forschung nach einem Aidsimpfstoff ausgegeben. Wenn das so ist, warum haben wir dann, nach 20 Jahren Aids, noch immer keinen Impfstoff gegen das tödliche Virus?

Es arbeiten auch Wissenschaftler innerhalb verschiedener Organisationen der Vereinten Nationen zusammen. UNAIDS, das Sonderprogramm der UNO, koordiniert bei allem, was das Virus betrifft, acht weitere Organisationen. Außerdem gibt es UNICEF, das Kinderhilfswerk der UN. Dann die UNESCO, zuständig bei der UNO für Erziehung, Wissenschaft und Kultur, die Weltgesundheitsorganisation WHO, das Entwicklungshilfe-Programm UNDP. Dann der Bevölkerungsfonds der UN, der den Namen UNFPA erhalten hat.

Nicht zu vergessen sind die internationale Gewerkschaftsorganisation ILO und die internationale Drogenbehörde der UNO, die UNDCP heißt. Zu guter Letzt die vielleicht wichtigste Einrichtung, weil sie bei den Finanzen oft das Sagen hat: die Weltbank. Seit 1986 hat die Weltbank bereits zwei Milliarden Dollar für HIV/Aids-Programme ausgegeben, auch für das Impfprogramm.

Ein gewaltiger Aufwand. Nur die neue Informationstechnik, mit der vieles übersichtlich wird, was vorher undurch-

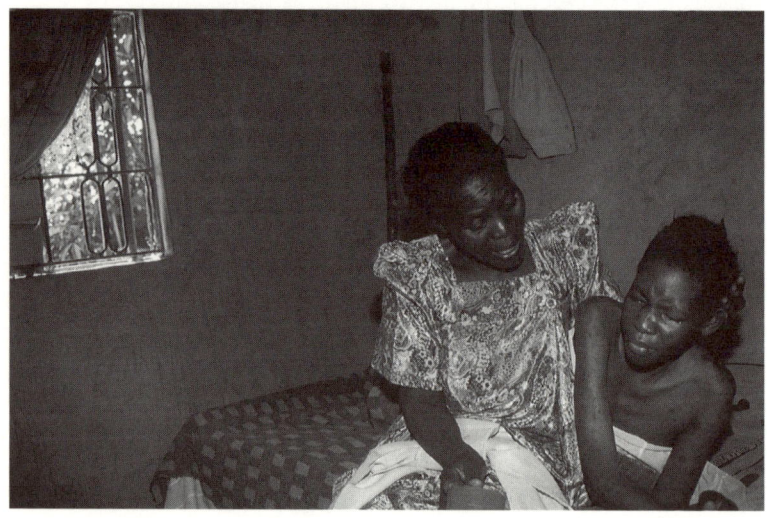

Die Mutter ist verzweifelt über die Spuren, die Aids bei ihrer Tochter hinterläßt.

schaubar war, bewahrt uns vermutlich vor einem internationalen Aidsgau und damit vor einem Aidsskandal.

In ihrem letzten Bericht über die weltweite Aidsepidemie erklärt uns UNAIDS verblüffend einfach, warum man trotz des schwindelerregenden Einsatzes so vieler Organisationen mit Hunderten von Wissenschaftlern bei der Suche nach einem Impfstoff nicht vorangekommen ist. So haben wir uns durch die Erfolge mit einigen Anti-Aids-Medikamenten täuschen lassen. In Wahrheit wissen wir einfach immer noch viel zu wenig über HIV/Aids.

Zum Beispiel ist es bisher nicht gelungen herauszufinden, auf welche Weise das Virus sich dem natürlichen Abwehrsystem des menschlichen Körpers entzieht. Wie schafft es das Virus, dieses Abwehrsystem zu überwinden? HIV/Aids unterscheidet sich von allen anderen ansteckenden Krankheiten dadurch, daß es direkt das Immunsystem des Körpers angreift. Die neuen Viren attackieren jene weiße Zellen, die uns vor Krankheitserregern schützen und vor Krankheiten bewahren.

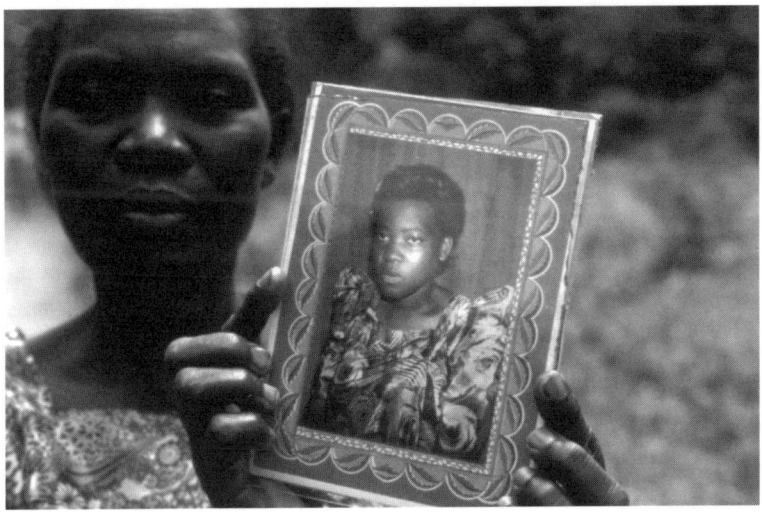

Die Mutter mag es nicht glauben. So sah die Tochter früher aus.

Diese Viren werden als Retroviren eingestuft. Retro, also zurück, weil dieses Virus sein genetisches Material mit dem der Zelle mischt, in die es eingedrungen ist, und sich so auf Dauer in dieser Zelle niederläßt.

Das zählt heute nicht mehr zur Fachsimpelei. Aids sorgt dafür, daß immer mehr Leute ohne eigentliche Fachkenntnis über die weißen Zellen, CD-4-Zellen, aufgeklärt werden. Der HIV-Test beim Menschen beruht nämlich darauf, daß die CD-4-Zellen im Blut gezählt werden. Werden im Blut eines Menschen erheblich weniger CD-4-Zellen als normal registriert, ist damit bewiesen, daß er sich angesteckt hat.

Jeder Patient müßte eigentlich von seinem Arzt darüber aufgeklärt werden, warum es dieses »Fenster« gibt, ein Zeitrahmen, in dem er gesund erscheint, während er bereits HIV-positiv ist, und warum unter Umständen erst ein zweiter Test das schlüssige Ergebnis bringt.

Normalerweise greifen unsere CD-4-Zellen im Körper Krankheitserreger an und vernichten diese. Das neue Virus läßt sich jedoch auf keinen derartigen Kampf mit unseren Abwehrzellen ein. Es schlüpft in die CD-4-Zellen hinein, macht es sich dort bequem und zerstört die Zellen allmählich von innen her. In einer Zelle, die das Virus besetzt hat, bleibt es für immer. Zunächst produziert der menschliche Körper zum Ausgleich genügend neue Abwehrzellen. Doch er kann nicht Schritt halten mit HIV/Aids. Das tödliche Virus vermehrt sich seinerseits in den besetzten Zellen in erstaunlichem Umfang. Bei fortgeschrittener HIV/Aids-Infektion wurden täglich bis zu zehn Milliarden neue tödliche Viren im Blut eines Menschen registriert. Nicht Millionen, Milliarden wohlgemerkt.

Je weniger CD-4-Zellen im Blut übrigbleiben und je mehr HIV/Aids-Viren ihren Platz einnehmen, desto geringer sind die Abwehrkräfte des Körpers. Es kommt zur Immunschwäche mit tödlicher Folge. Ein Rätsel bleibt bisher für die Wissenschaft, weshalb es Menschen gibt, die sich mit dem tödlichen Virus infiziert haben, ohne daß das Virus bei ihnen die Immunschwäche auslöst. Als ob sie geimpft seien gegen HIV/Aids. Einige Forscher hoffen, ausgehend vom Blut dieser Menschen müßte es auch möglich sein, einen Impfstoff zu entwickeln. Bisher kamen sie anscheinend noch nicht weiter.

Von den Chinesen wird berichtet, ihre Ärzte benutzten schon vor einigen hundert Jahren eine Impfmethode, die sich im Grunde bis heute erhalten hat. Sie zerrieben den Schorf von Pocken, also abgetötete Pockenviren, und bliesen das Pulver ihren Kunden in die Nase, um sie vor der Krankheit zu bewahren. Unsere klassischen Impfungen, wie man sie nennt, gehen vom System der alten Chinesen aus. Viren oder Bakterien werden für den Impfstoff abgetötet oder harmlos gemacht. Dr. Salk spritzte seinen Patienten abgetötete Polioviren ins Blut, regte damit die gewünschte Abwehrreaktion an und besiegte die Kinderlähmung.

Beim HIV/Aids-Virus scheint das den Wissenschaftlern zu riskant. Dafür wissen sie immer noch zu wenig über das Virus. Sie fürchten, wenn sie einen Impfstoff auf der Grundlage eines ganzen Virus entwickeln, könnte dieser Impfstoff die Immunschwäche auslösen, statt den Menschen davor zu bewahren. Deshalb bemühen sie sich, einen Impfstoff zu entwickeln, der nur auf einem Teil des Virus beruht.

Schon das ist eine atemberaubende Vorstellung, weil dieses Verfahren ja auf ein Virus zielt, das nur mit den neuesten Mikroskopen sichtbar gemacht werden kann. Aber es ist noch viel komplizierter. Wir haben es nicht nur mit einer einzigen Art von HIV/Aids zu tun. Das erste Virus dieser Gattung wurde HIV 1 getauft. HIV 2 ließ nicht lange auf sich warten. HIV 2 ist genauso tödlich wie HIV 1 und fast identisch mit dem zuerst entdeckten Virus, aber es braucht etwas länger, um sich im Blut des Menschen gegen die weißen Zellen durchzusetzen.

In den Laboratorien wurden zusätzlich immer neue Untergruppen der beiden Viren entdeckt. Zur Zeit sind es zehn. Die Forscher bezeichnen die Untergruppen mit A, B, C, D usw. Noch ist offenbar unklar, ob es gelingen wird, einen Impfstoff zu entwickeln, der sowohl gegen HIV 1 wie auch gegen HIV 2 und außerdem gegen alle Untergruppen schützen kann. Vielleicht zeigt sich demnächst, daß man mehrere Impfstoffe einsetzen muß, um die Epidemie aufzuhalten. Nicht auszuschließen ist, daß das tödliche Virus plötzlich mit einer ganz neuen Gattung aufwartet, wenn die Mediziner gerade dabei sind, endlich einen Erfolg zu verkünden. Denn das Virus wandelt sich. Zum Beispiel vermögen die Viren bereits, sich auf die neuen Anti-Aids-Medikamente einzustellen. Bei etwa 20 Prozent der HIV-Infizierten in Frankreich erweisen sich die Viren inzwischen als resistent gegen ausschließlich auf sie abgestimmte Medikamente. Das stimmt wenig hoffnungsfroh.

Kopfzerbrechen bereiten die HIV-Untergruppen nicht nur den Ärzten. Uns steht ein Zeitalter medizinisch-politischer Konflikte bevor, wie wir sie bisher nicht kennen. Vom letzten UNAIDS-Bericht über die Epidemie wissen wir, daß in Afrika die Untergruppen A und C am häufigsten vorkommen. Ein Spiel der Natur, auf das Menschen keinen Einfluß haben. Die meisten Impfstoffe, die gegenwärtig im Versuchsstadium sind, wurden allerdings auf HIV B ausgerichtet.

Die Untergruppe B ist das Virus, das sich vorwiegend im Blut von Menschen in den Industriestaaten findet. Die scheinbare Benachteiligung der Afrikaner hat vermutlich damit zu tun, daß die meisten wissenschaftlichen Einrichtungen in den Industriestaaten angesiedelt sind. Bemühungen um einen Impfstoff, der vor allem den Afrikanern helfen könnte, wurden erstmals im Sommer 2000 in Kenia verkündet.

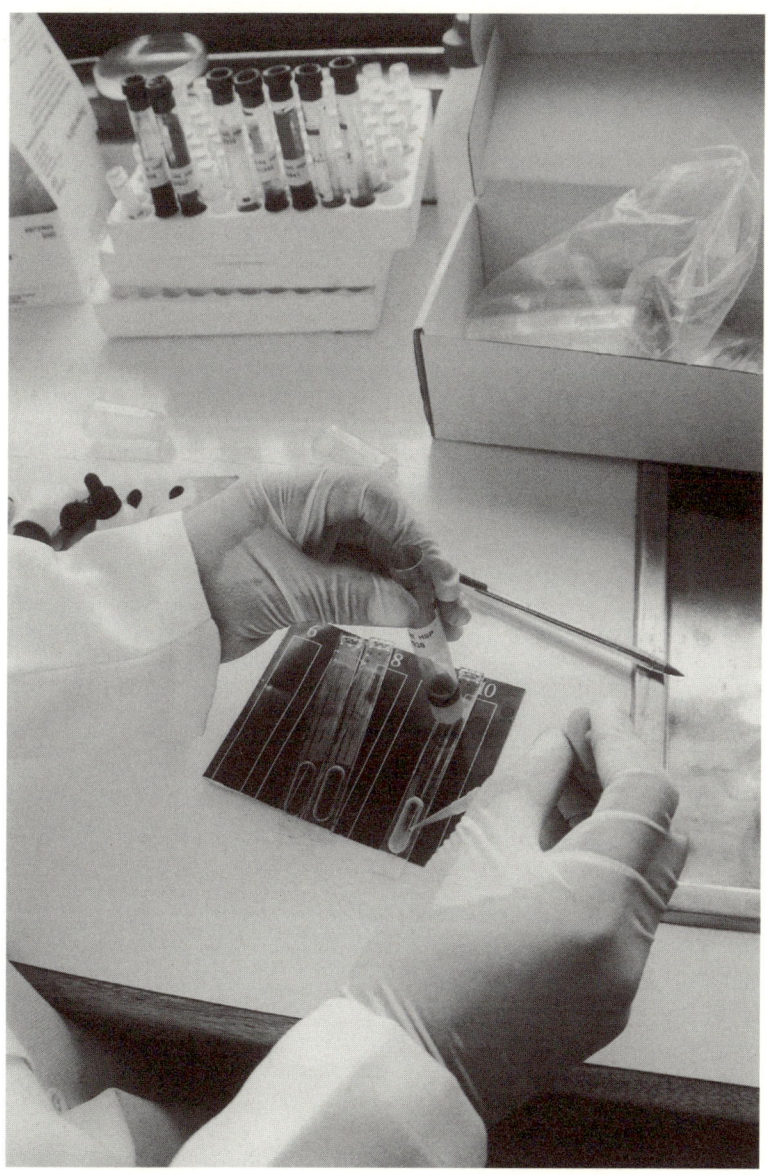

*Ein Aidstest kann ganz einfach sein. Es gibt aber in Afrika südlich der Sahara
zu wenig Teststationen. Tests sind selten kostenfrei. Außerdem müssen Frauen
ihre Ehemänner um Erlaubnis fragen, ob sie sich testen lassen dürfen.*

Afrikanische Wissenschaftler wollen mit Hilfe afrikanischer Regierungen und der Vereinten Nationen bis zum Jahr 2007 einen ersten Versuch mit einem Impfstoff abschließen, der einen wirksamen Schutz gegen HIV A und C bieten könnte. Die Afrikaner haben sich damit viel vorgenommen. Wissenschaftler in den Industriestaaten, die schon ein Jahrzehnt lang um einen Impfstoff bemüht sind, rechnen mit weiteren zehn Jahren, ehe sie soweit sein könnten. Sie hüten sich davor, genaue Voraussagen zu machen.

Impfstoffe zu entwickeln ist in vielfacher Hinsicht eine schwierige Sache. Es liegt nicht nur am Geld, wenn die Forschung nicht schneller vorankommt. Von Land zu Land und von Kontinent zu Kontinent gibt es unterschiedliche Regeln dafür, unter welchen Voraussetzungen ein Impfstoff zugelassen wird, bevor er als unbedenklich für die Anwendung beim Menschen gilt. Auch das muß bei der Entwicklung eines Impfstoffs beachtet werden. Erste Experimente, die in die Richtung eines HIV/Aids-Impfstoffs weisen könnten, werden allgemein mit Tierversuchen unternommen.

Zeigt sich dabei, daß man auf dem richtigen Weg sein könnte, werden nach medizinischen Erfordernissen die bestmöglichen Kandidaten für Versuche an Menschen ausgesucht. Da UNAIDS alles koordiniert und die Vereinten Nationen bei der Verteidigung von Menschenrechten eher über das Ziel hinausschießen als zu wenig dafür zu tun, darf wohl unterstellt werden, Wissenschaftler, die mit der UNO zusammenarbeiten, werden keine Strafgefangenen für solche Experimente auswählen oder Obdachlose ins Labor holen.

Vermutlich bin ich aber nicht der einzige, den ein ungutes Gefühl dabei beschleicht, wenn er von drei Testphasen mit Tausenden gesunder Frauen und Männer im Anschluß an die Tierversuche erfährt. Es ändert nichts daran, daß sich die gesunden Testpersonen freiwillig melden, denn man nimmt in Kauf, daß sie mit HIV/Aids angesteckt werden können. Die Wissenschaftler erklären, es ginge nicht anders.

In der Testphase 1 wird an 20 bis 40 gesunden Freiwilligen untersucht, ob der Impfstoff aufgrund seiner Zusammensetzung ungefährlich für den Menschen ist, vor allem wird getestet, ob er die damit geimpften Personen auch tatsächlich immun macht gegen HIV/Aids. Wenn Testphase 1 positiv verläuft, keine Komplikationen entstehen, folgt der nächste Schritt.

In der Testphase 2 werden dann Hunderte von gesunden Frauen und Männern geimpft, die sich freiwillig gemeldet haben. Schließlich will man nicht nur bei einer kleinen Zahl von Testpersonen sicher sein, daß der Impfstoff ungefährlich ist. Außerdem wird dabei untersucht, in welchem Maß das gespritzte Mittel zur Vorbeugung gegen HIV/Aids wirkt.

In der Testphase 3 braucht man schon Tausende von gesunden Freiwilligen, die unterschiedlich getestet werden. Eine Gruppe von ihnen wird geimpft, die anderen dienen zur Kontrolle. Diese dritte Testphase kann bis zu vier Jahren dauern, wenn sie ohne Komplikationen verläuft.

An den Tests beteiligte Wissenschaftler beteuern immer wieder, sie seien sich bewußt, daß Versuche am Menschen vom ethischen Standpunkt aus eigentlich abgelehnt werden müssen. Ein wirksamer Impfstoff könnte jedoch das Leben von Millionen Menschen retten.

Um so mehr, weil es nicht ausschließlich darum geht, eine Ansteckung mit dem HIV/Aids-Virus zu verhindern. Der Impfstoff soll auch die natürlichen Abwehrkräfte stärken, damit bereits ins Blut eingedrungene Viren vom Immunsystem des Körpers daran gehindert werden, sich als Aids auszuwirken. Erfolgreiche Impfungen sind also auch für bereits HIV-Infizierte vorgesehen, die teuren Medikamente wären mit einemmal überflüssig.

Erste, fortgeschrittene Versuche der Phase 3 laufen, UNAIDS zufolge, bereits seit 1998 mit 5400 Freiwilligen in den USA, in Kanada und in den Niederlanden. Ein Jahr danach wurden 2500 Freiwillige in Thailand geimpft. Da mit unterschiedlichen Wirkstoffen geforscht wird, beginnt demnächst in Thailand eine weitere Testreihe der Phase 3. Falls alle Tests negativ ausfallen, halten sich schon Frauen und Männer für neue Testreihen aller Phasen mit anderem Ausgangsprodukt bereit. Nur mit Impfungen in allen Ländern der Welt, so erklären die Experten, wird der HIV/Aids-Epidemie für immer beizukommen sein. Aids wird sich nicht von selbst erledigen wie seinerzeit die Pest oder wie Epidemien von Typhus und Cholera.

Bei der Debatte um Preise und Patente angesichts der ersten Anti-Aids-Medikamente zeigte sich, wie tendenziös die Auseinandersetzung um das Thema Aids geführt wird. Der Zorn der politischen Linken als Vertreterin der Armen gegenüber den Reichen dieser Welt fand mit dem leicht zu schaffenden Feindbild einer profitgierigen Industrie beredten Ausdruck. Unabhängig davon, ob sich die Pharmaindustrie irgendwann an der Herstellung eines HIV/Aids-Impfstoffs beteiligen wird, ist eine neue, vielleicht noch heftigere Auseinandersetzung zu erwarten, sobald die ersten Ampullen oder Tabletten die Labors verlassen.

Die afrikanischen Staaten werden dann so arm sein wie heute. Die reichen Länder werden noch reicher sein. Selbstverständlich werden ihnen das die Afrikaner noch mehr neiden. Wenn es also am Anfang nur wenig Impfstoff gibt, wer soll dann zuerst beliefert werden? Die USA, Europa oder Afrika? Wo leben die Bevölkerungsgruppen in Afrika, die am meisten gefährdet sind und deshalb strenggenommen absoluten Vorrang bei der Impfung haben müßten? Schönrederei führt nicht daran vorbei. Es wird mit Sicherheit anfangs nur so wenig Impfstoff erzeugt werden können, daß das Sprichwort vom Tropfen auf den heißen Stein zutreffen wird. Ein Szenario wie in einem Science-fiction-Film tut sich auf. Ein Krieg um Impfstoff scheint jederzeit möglich. Im letzten Jahrhundert zwang englisches Militär die Chinesen, die Einfuhr von Opium in ihr Land freizugeben. Warum sollte es in unserer Zeit nicht möglich sein, daß Soldaten versuchen, die Herausgabe von Anti-Aids-Impfstoffen zu erzwingen? Es ist beileibe nicht so, als würde nur in Hinterzimmern heute schon darüber diskutiert. Bei den Vereinten Nationen werden von seriösen Politikern schon jetzt Planspiele inszeniert, wie sich Auseinandersetzungen um Aids verhindern lassen.

Man will gut vorbereitet sein, wenn es darum geht, wer was zuerst bekommt und zu welchen Preisen. Vor allem, weil bis dahin besonders in Afrika die schrecklichen Folgen von HIV/Aids mit Bevölkerungsrückgang, gesunkener Lebenserwartung, gesunkenem Lebensstandard und Millionen von Waisenkindern für alle spürbar sind. Aber noch wissen wir nicht, ob der Traum von einem Impfstoff überhaupt in Erfüllung geht.

Dein gutes Kondom auf allen Straßen

Selbst Christen in Schwarzafrika meinen, Sex müsse in ihren Staaten jetzt ein vorrangiges Gesprächsthema sein. Denn Aids kommt vom Sex, genaugenommen von ungeschütztem Geschlechtsverkehr, und nur wenn alle Bescheid wissen, werden nicht mehr so viele Menschen an HIV/Aids erkranken und im schlimmsten Fall daran sterben. Dieser Logik schließen sich auch immer mehr Priester an.

Sexunterricht neben der Roboterstraße, die Pkws mit Mercedesstern produziert, ist mindestens so ungewöhnlich wie Aufklärung in der Kirche. Bei Daimler-Chrysler Südafrika gehört das längst zum Alltag.

Das Treffen findet in einem Beratungszimmer des Unternehmens in East London statt. East London liegt weit im Südosten von Johannesburg am Indischen Ozean. Es soll ein Kurs zur Auffrischung der Kenntnisse bei Gewerkschaftlern stattfinden. Sieben von ihnen sitzen pünktlich am hufeisenförmigen Tisch, die Hände liegen gefaltet auf der Tischplatte.

Herein kommt eine junge, modisch gekleidete Frau mit einer für deutsche Verhältnisse wohl unverzichtbaren Aktentasche. Aus dieser Tasche zieht sie aber keine Ordner, wenn auch ebenso beiläufig, sondern einen ziemlich großen hölzernen Penis. Er ist glatt poliert. Dazu kramt sie silbern verpackte Kondome hervor. Außer mir scheint das niemanden im Raum zu überraschen. Ich vergaß für einen Augenblick, daß es ein Wiederholungsunterricht ist.

»Richard«, ruft sie einen nach vorne, »jetzt zeig mal, was du behalten hast.« Richard, seiner Erscheinung nach ein braver Familienvater gesetzten Alters, reißt umständlich die Kondompackung auf, streift ebenso ungelenk den Plastikschutz über das Holz. Sie hilft ihm dabei. Ihn stört das nicht. »Benutzt

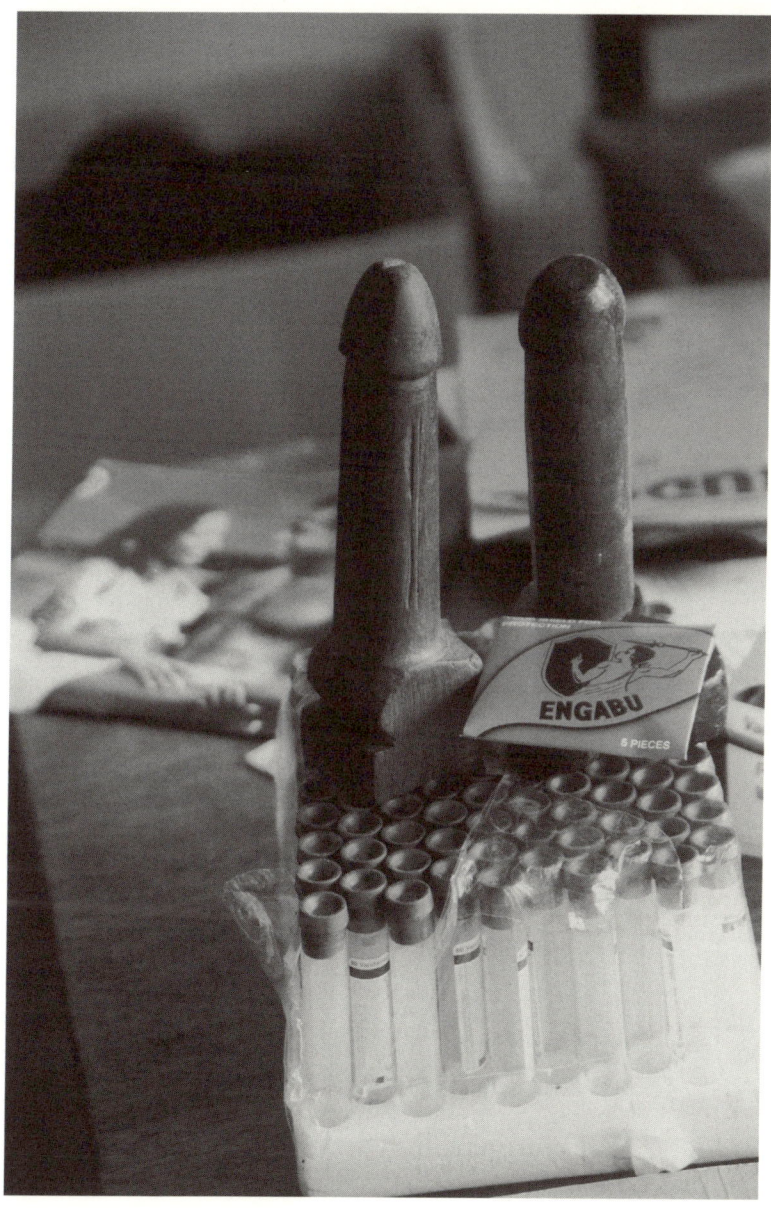

Der Penis aus Holz. Für Gesundheitsmissionare in Afrika heute so wichtig wie früher die Pillenschachtel. Die Röhrchen sind für den Aidstest mit Blut bestimmt.

du die Kondome jetzt auch zu Hause?« erkundigt sich die elegante Dame, als würde die Frage lauten:»Eßt ihr daheim zum Nachtisch Eis?«

Richard drückt sich um eine klare Antwort, lacht verlegen, gesteht schließlich, daß er sie nicht immer verwende. Sein Einwand wird von Kopfnicken in der Runde begleitet.»Ich glaube, die sind zu dünn.« Und was macht er dann? Man spürt seine Erleichterung, als er es nach einigem Zögern preisgibt. Grinsend offenbart er schließlich:»Ich nehme zwei übereinander.«

Die Lehrerin kann nur hoffen, daß ihr Vortrag über HIV/Aids insgesamt ernstgenommen wird. Es ist kein leichtes Thema für sie. Sie ist Mitarbeiterin einer Hilfsorganisation. Am Anfang ist sie errötet, wenn sie von ungeschütztem und geschütztem Geschlechtsverkehr sprach und Männern am Holzpenis demonstrierte, was darunter zu verstehen ist. Über ihre Verlegenheit hilft ihr hinweg, daß es dabei nicht nur um das Überleben einer Firma geht, sondern um weit mehr, auch wenn das zunächst theatralisch klingt.

Damit wird jeder, der in der Republik Südafrika ankommt, schon am Flughafen konfrontiert. Riesige beleuchtete Tafeln stehen dort:»Aids. Anyone can get it.« In Südafrika hat sich im Durchschnitt bereits jeder vierte mit Aids angesteckt. Südafrika hält einen traurigen Rekord. Es ist auch nichts mehr davon zu spüren, daß der Staatspräsident die Anti-Aids-Kampagne bremst, wie zuvor geschehen. Seine Überzeugung, über Jahre hinweg öffentlich kundgetan:»Ich glaube nicht daran, daß Aids von einem kleinen Virus kommt. Warum zeigt mir das Virus keiner?«

Während der amtlichen Schlummerperiode hat sich das Virus in manchen Bereichen Südafrikas unglaublich schnell ausgebreitet. Weit mehr als die Hälfte aller Wanderarbeiter bei den Bergwerken und mehr als die Hälfte aller Lkw-Fahrer haben sich mit HIV angesteckt. Eine erschreckend hohe Todesrate wird unter ihnen gemeldet. Heute ist im Fughafen in Johannesburg sogar groß eine Anzeige für das Aidshilfetelefon angebracht. Auf der Rückseite der Tafel prangt Uhrenreklame. Das Leben geht weiter.

Auf den Toiletten von Daimler-Chrysler hängen in schlichtem Weiß gehaltene Kondombehälter. Jeder kann sich bedienen, umsonst und anonym. Wie wichtig Anonymität trotz aller Aufklärung ist, wissen wir aus Erfahrungen der Firma Ford in Südafrika. Solange es Kondome nur beim Arzt oder bei der Krankenschwester gab, wurden monatlich etwa 600 Stück von den Mitarbeitern abgeholt. Anonym und kostenlos in den Umkleideräumen erhältlich, waren es monatlich 17 000.

Neben Daimler-Chrysler und Ford haben auch andere ausländische Firmen in Südafrika eigene Anti-Aids-Programme eingerichtet. Schließlich droht der Verlust hochqualifizierter, nicht ohne weiteres zu ersetzender Mitarbeiter.

Die Kondome sind vordergründig das auffälligste am Daimler-Chrysler-Werksprogramm gegen HIV/Aids. Es gibt nichts Besseres, um sich vor der Ansteckung zu schützen. Außer Enthaltsamkeit. Würde ein Werksdirektor jedoch Enthaltsamkeit empfehlen, würden ihn die Arbeiter nicht ernst nehmen. Wie der Unterricht für Gewerkschaftler zeigt, also für Männer eines überdurchschnittlichen Bildungsgrads, wäre es allerdings verfehlt, wollte man es dabei belassen, Kondome anonym und kostenlos zu verteilen. Jede Möglichkeit, sie populär zu machen, muß genutzt werden. Kondome waren bis vor kurzem nicht nur in der Republik Südafrika, sondern in allen Staaten südlich der Sahara nahezu unbekannt.

Man vermutet zunächst, Apothekerwerbung in der Hand zu halten, denn vorne auf dem Faltblatt prangt ein großes, gedehntes Kondom. Doch Daimler-Chrysler zeichnet dafür verantwortlich. Die Firma ist auch da um Erfolg bemüht.

»Überzeuge dich, daß die Frau sexuell erregt ist«, steht dort zum Beispiel gedruckt. »Wenn ihre Vagina nicht feucht genug ist, benutze Speichel.« Oder: »Man sollte sich im Gebrauch von Kondomen üben.« Und: »Ein Kondom kann nicht im Körper einer Frau steckenbleiben.« Schließlich: »Es ist äußerst unwahrscheinlich, daß ein Kondom platzt!«

Die Kernsätze sind von anschaulichen Zeichnungen umrahmt, schließlich soll das Faltblatt die einfachen Arbeiter erreichen. Es wird nicht nur das Kondom erklärt, auch das Zurückziehen der Vorhaut am Penis, soweit es notwendig ist, und das Abstreifen des Kondoms, verbunden mit der Warnung vor dem Verlust des Spermas, was die Ansteckung fördern könnte. Das Faltblatt ist um Vollständigkeit bemüht.

Es fehlt auch nicht der Hinweis darauf, daß mit Kondomen eine Schwangerschaft verhindert wird. Damit riskieren die Verfasser zwangsläufig ein Eigentor, weil sich die Leser unter Umständen Kinder wünschen. Einen Ausweg aus diesem afrikanischen Dilemma hat noch niemand gefunden. Manchen afrikanischen Regierungen ist die Doppelfunktion des Kondoms sehr recht, weil damit endlich das erreicht wird, was sie sich insgeheim schon lange wünschen: eine Geburtenkontrolle.

Daimler-Chrysler hat, wie alle großen ausländischen Firmen in der Republik Südafrika, ein recht ehrgeiziges Programm gegen Aids verkündet. Aus wohlverstandenem Eigeninteresse, auch wenn das nicht in den Broschüren der Firma steht. Junge Männer, gerade mit deutscher Gründlichkeit zu Facharbeitern ausgebildet, könnten viel zu früh an Aids erkranken und ausfallen, ihre Ersatzmänner ebenso. Schon jetzt macht sich im Arbeitsablauf unangenehm bemerkbar, daß bei den zahlreichen Aidstodesfällen innerhalb der Familien das private Interesse dem Werksinteresse vorgezogen wird. Arbeiter bleiben für die üblichen Trauerfeiern einfach eine Woche zu Hause.

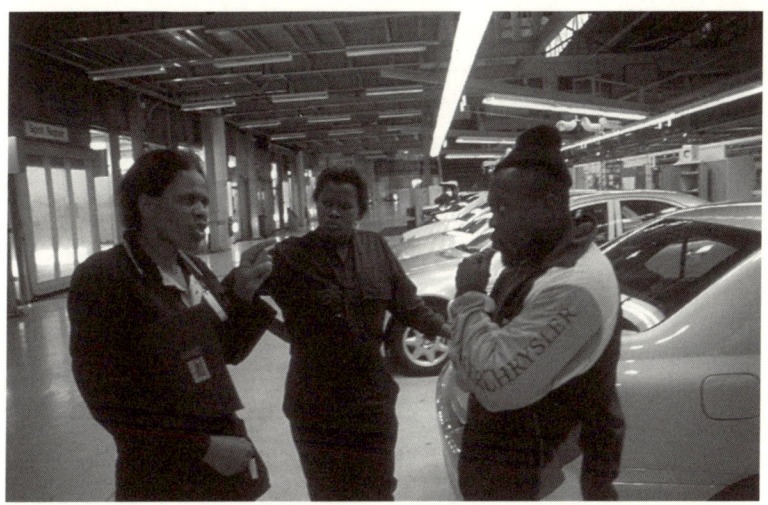

Warum sind Kondome wichtig? Eine Diskussion, die sich im Betrieb von Daimler-Chrysler in der Republik Südafrika bis in die Arbeitspausen fortsetzt.

Familien, konkret die Ehefrau und zwei Kinder, werden in das Gesamtprogramm der Firma einbezogen. Haben sie sich bereits angesteckt, werden auch sie kostenlos mit den Medikamenten behandelt, die die Immunschwäche stoppen. Daimler-Chrysler benutzt keine Kopien aus Indien oder anderen Ländern, die müßten auch geschmuggelt werden. Südafrika hat ein besonderes Arrangement mit der Pharmaindustrie. Jeder Patient kostet das Unternehmen im Schnitt 1200 US-Dollar monatlich. In Deutschland wäre das etwa doppelt soviel.

Die Gewerkschaften haben dem Programm zugestimmt. Es wäre ihnen sehr schwergefallen abzulehnen, weil es ein soziales Aidsprogramm ist. Wer sich bereits mit HIV angesteckt hat, soll auf keinen Fall darunter leiden, soweit dies die deutsche Firma verhindern kann. Abhängig davon, in welchem Stadium sich die Krankheit befindet, bekommt der betroffene Mitarbeiter einen Arbeitsplatz zugewiesen. Aidstests als Vorbedingung für die Einstellung werden abgelehnt. Der allgemeine Gesundheitsdienst ist erweitert und schließt Aufklärung im weitesten Sinne ein.

Dafür hat das Unternehmen einen Vertrag mit der gtz abgeschlossen, der Gesellschaft für technische Zusammenarbeit der Bundesrepublik. Die gtz verbucht als ersten Erfolg, daß sich schon die Hälfte der 4400 Belegschaftsangehörigen auf HIV/Aids testen ließen. 500 von ihnen waren HIV-positiv. Bei den Tests gingen die Chefs von Daimler-Chrysler mit gutem Beispiel voran. Sie krempelten sich in aller Öffentlichkeit die Ärmel hoch und ließen sich Blut abnehmen. Das hat bisher kein afrikanischer Regierungschef getan.

Das Automobilwerk hat dem früher recht verschlafenen Städtchen East London eine bemerkenswerte Blüte beschert. Die Roboter in der Fabrik in Südafrika mögen nicht ganz so modern sein wie die bei Daimler in Stuttgart. Aber eine fortschrittliche Technik, ein Afrika von übermorgen hat damit in diesem Landstrich Einzug gehalten. Es ist erstaunlich, wie das auf das Afrika von gestern wirkt.

Ein Beispiel dafür ist in der Oxford Street 48 anzutreffen, die weniger der Londoner Oxfordstraße als vielmehr der Geschäftsstraße einer Stadt im amerikanischen Mittelwesten gleicht. Dorthin ist vor kurzem der Naturheiler Philani gezogen. Er stammt aus einem Dorf in der näheren Umgebung. »Traditional Healer« heißt er hier, ein noch junger Mann in Jeans und schwarzem Sporthemd. Den Beruf hat er vom Vater geerbt. »Man muß seinen Kunden folgen«, hat er mir verschmitzt erklärt und sich dabei ungeniert vor den neuen, aber ungestrichenen Holzregalen im bescheidenen Laden für die Fotokamera in Pose gestellt.

Die Holzregale sollen natürlich wirken, weil er darin unbehandelte Wurzeln und Kräuter aufbewahrt. Alles ist peinlich sauber. An der Rückwand des Lädchens zeigt sich, was er mit »dem Kunden folgen« außerdem meint. Da hat er eine Hälfte seiner früheren runden Medizinmannhütte aus dem Dorf originalgetreu nachgebaut, sogar mit Stroh auf dem Dach. In der Hütte will er auch hier stets mit den Patienten allein sein.

Das Geschäft scheint gut zu gehen, er kann sich eine Verkäuferin leisten. Er ist der erste Naturheiler Südafrikas, der den Sprung vom Land in die Stadt gewagt hat. Er sagt tatsächlich: »Da ist das Geld.« Woher weiß er, daß er der erste ist? Das Fernsehen war vor einigen Tagen da, sie haben ihn gefilmt. Außerdem gibt es in Südafrika eine Art Verein der Naturheiler. Die haben zwar keine Monatszeitschrift, halten aber untereinander Kontakt. Alle sind neugierig darauf, welche Erfahrungen er machen wird.

Wenn er mit der Zeit geht, wird dann nicht auch von ihm ein Mittel gegen Aids erwartet? Selbstverständlich, es stehen gleich zwei Flaschen einer Aidsmedizin im Regal. Die eine Medizin ist billig, die andere teuer. Er empfiehlt beide, man

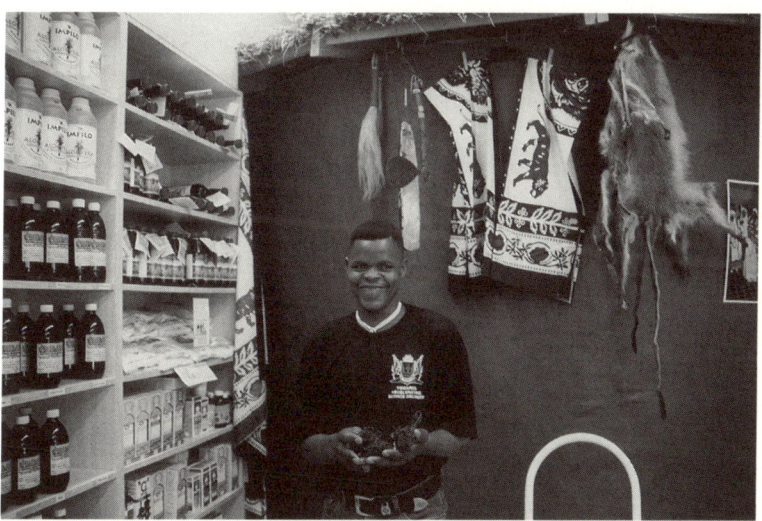

Ein Naturheiler in Südafrika nach dem Umzug in die Stadt. Strahlend zeigt er uns schwarze Kartoffeln und behauptet, sie würden garantiert gegen Aids helfen.

kann sie aber auch einzeln erwerben. Er nennt sie Formel 1 und Formel 2. Sie sind jeweils für eine Kur von zwei Wochen vorgesehen. Daneben liegt eine pechschwarze Wurzel, die er Afrikas schwarze Kartoffel nennt. Angeblich wird sie wie unsere Speisekartoffel gekocht. Ein erprobtes Mittel gegen Aids, behauptet er.

Preise sehe ich nirgends im Laden. Aber manche Kräuter, Kräutersäckchen, Wurzeln, geriebene Wurzeln in Dosen und Fläschchen mit verschieden gefärbter Flüssigkeit sind numeriert. Nur der Medizinmann weiß, welcher Preis sich unter der Nummer verbirgt. Auf Geheimniskrämerei mag er selbst im Stadtladen nicht verzichten. Manche Patienten untersucht er in seiner Hütte. Bei anderen genügt ein Gespräch an der Ladentheke. Danach entscheidet er, was der Kunde braucht und was das Heilmittel kosten soll.

Bei uns würde er vermutlich mit einem Schild »Biomedizin« Reklame machen. Aber Reklame braucht er gar nicht, wie er sich brüstet. Die meisten seiner früheren Kunden, die ohnehin in der Stadt arbeiten, sind bei ihm geblieben. Durch Mund-zu-Mund-Propaganda werden ihm ständig neue Kunden zugeführt.

Stolz übersetzt er eine Liste mit seinen wichtigsten Präparaten, die auf der Theke ausliegt. Da ist selbstverständlich, wie er sagt, die Nummer 7. Ein Pulver, das stets einen aufrechten Penis garantiert.

Nummer 1 und 2 sind einfache Liebestränke. Danach liebt er sie, sie liebt ihn. Ein altes Mittel, meint er, sehr begehrt.

Nummer 10 sind Kräuter, welche die Ehefrau ins Essen des Mannes mischen muß. Dann schaut der bestimmt keine andere Frau mehr an. Der Medizinmann sagt, davon kann er gar nicht genug besorgen.

Nummer 13 ist ein Pulver, das wird einem Mann oder einer Frau ins Essen oder in ein Getränk gemischt, damit er oder sie beim nächsten Gewitter vom Blitz getroffen wird. Es hat schon gewirkt, verrät der Naturheiler. Nur dürfe niemand davon erfahren.

Nummer 14 ist ein Kraut, das dem Mann ins Essen gemischt wird, damit er sich mit seiner Freundin streitet. Das sei ein Hit bei seinen weiblichen Kunden.

Nummer 20 ist eine komplizierte Medizin, wie der Naturheiler zugibt. Sie wurde nur für das Distriktgericht und das Oberste Gericht entwickelt. Frau oder Mann spülen Tropfen der Flüssigkeit im Mund hin und her. Es entwickelt sich Dampf, den bläst man in den Saal, und der oder die Richter schlafen ein. Die Sitzung wird vertagt.

Der Naturheiler aus dem Dorf hat sich nicht irgendein Haus in der Oxfordstraße in East London ausgesucht. Er hat es geschafft, in das leerstehende Geschäft unmittelbar neben einer modernen Apotheke einzuziehen. Tür an Tür residieren die beiden nun. Nur die Dachrinne verläuft dazwischen. Dem Apotheker glaube ich, daß ihn die sonderbare Nachbarschaft nicht weiter stört. Vor allem, seit sich herausgestellt hat, daß er durch den Medizinmann keine Einbußen erleidet. »Erst kommen sie mit dem Rezept vom Arzt zu mir«, erzählt er amüsiert, »dann gehen sie nach nebenan und holen sich noch ein Hausmittel für dasselbe Leiden.«

Apotheker und Naturheiler verkaufen Kondome. Der Apotheker hat festgestellt, manche seiner Kunden fürchten, wenn sie Kondome im Betrieb umsonst bekommen, könnte das vielleicht schlechte Ware sein. Also greifen sie lieber in die eigene Tasche. Außerdem hält die Apotheke bei Kondomen auch das besondere Angebot bereit: nicht nur verschiedene Farben, sondern auch unterschiedliche Geschmacksrichtungen. Himbeer, Erdbeer, Pfirsich, Kirsch.

Der erste Naturheiler in der Stadt wird vermutlich für längere Zeit der einzige bleiben. Die Siedlungen rund um East

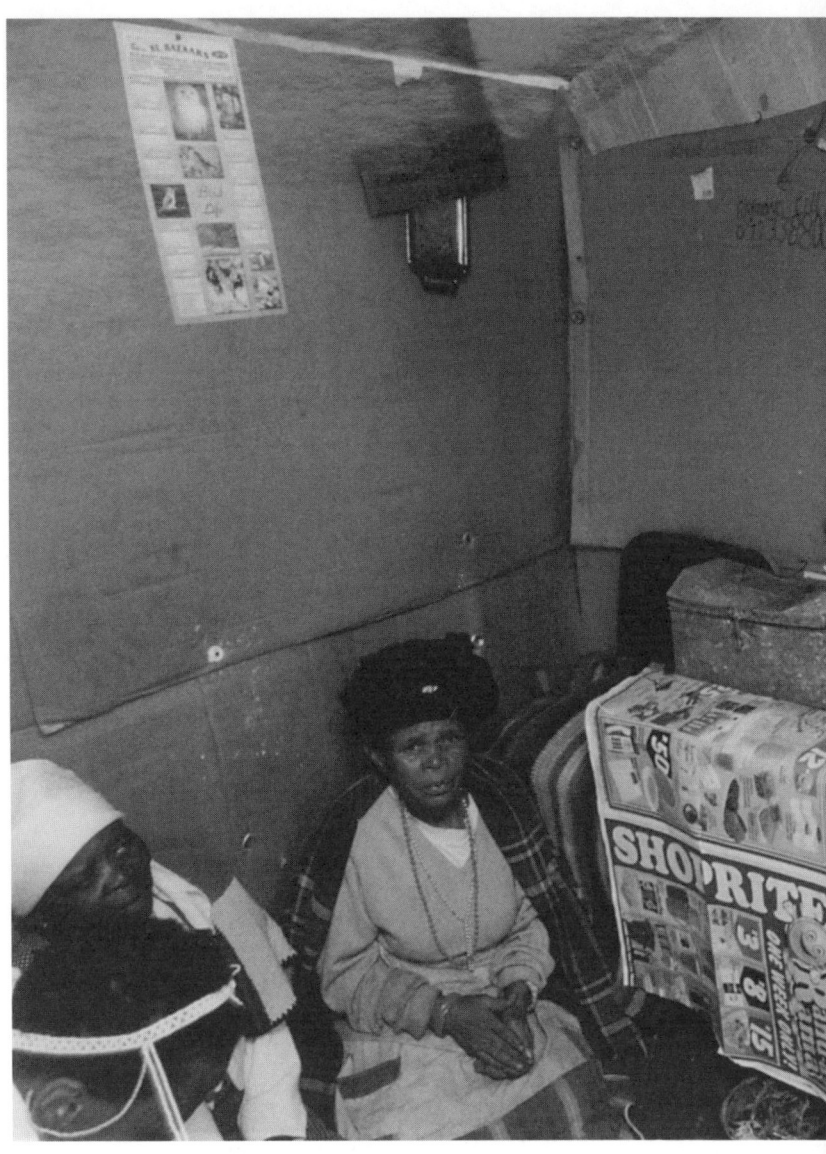

Eine Naturheilerin bereitet sich auf eine Ahnenbeschwörung vor. Sie will aus dem Jenseits erfahren, an welcher Krankheit die Enkel der hier anwesenden Großmutter leiden. Die Enkel liegen mit Fieber in der Hütte im Dorf. Zur Zeremonie wird noch ein Medium erwartet.

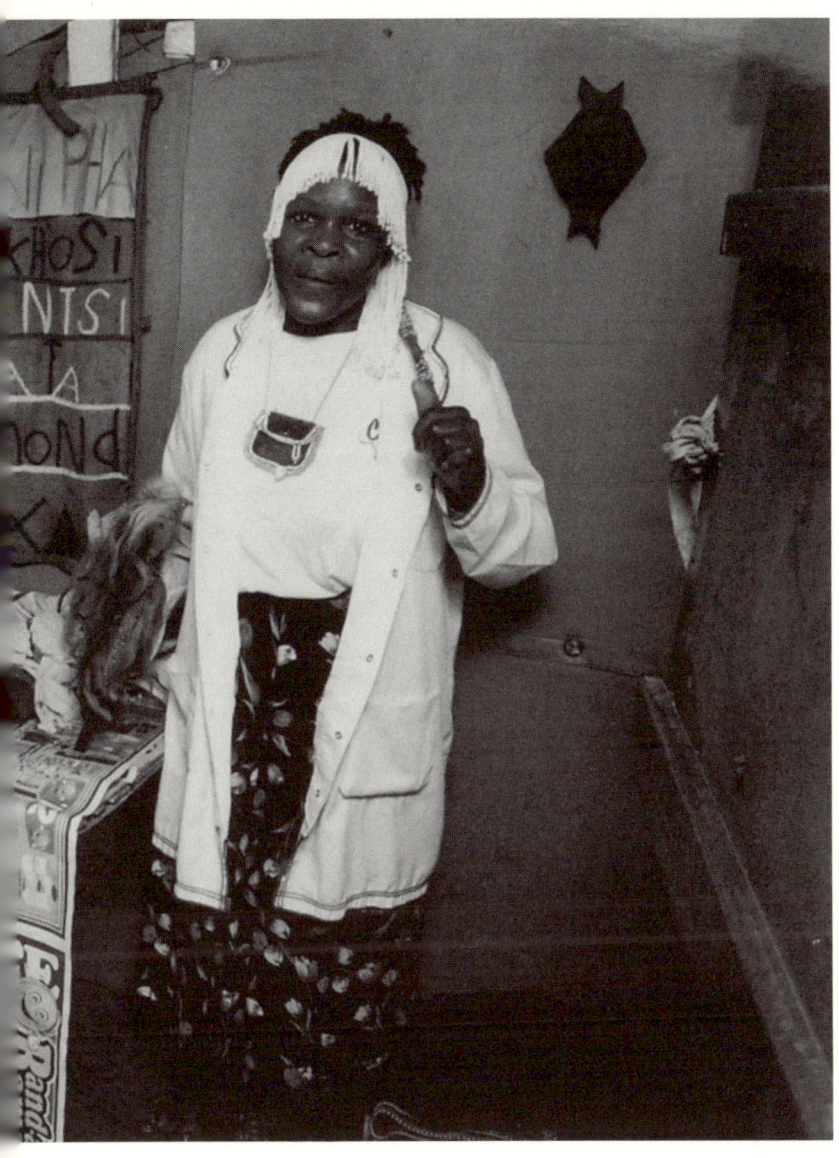

London zeigen noch wenig Aufbruchstimmung. Wer dort wohnt, hält lieber an seinen alten Sitten fest, erzählt eine Krankenschwester. Angesichts dieser Siedlungen aus äußerst bescheidenen Hütten wird verständlich, warum es als sehr gutes Ergebnis eingestuft wird, daß sich 50 Prozent der Belegschaft von Daimler-Chrysler auf Aids testen ließ.

Eine junge, selbstbewußte Frau in einer Stadtrandsiedlung, eine begabte Naturheilerin, so wird sie mir vorgestellt, erlaubt dann, was die Männer unter den Naturheilern in Afrika fast nie gestatten, wir dürfen als Fremde bei einer Beschwörung der Ahnen dabeisein. Die Ahnen sollen sagen, was den Kranken fehlt. Das alles gewissermaßen in der Nähe von Daimler-Chrysler. Die Naturheilerin sagt, sie hat oft Frauen als Kunden, die sonntags in die Kirche gehen. Das lasse sich doch gut miteinander vereinen.

Die schiefe schmucklose Hütte ist so eng, daß ich mich in eine Ecke pressen muß, um den Ablauf des Geschehens nicht zu behindern. An der gegenüberliegenden Wand knien zwei ältere Frauen. Die Mitte des Lehmbodens ist der Naturheilerin vorbehalten. Die beiden älteren Frauen sind Großmütter eines kleinen Mädchens und eines kleinen Jungen. Die Kinder sind zu Hause, angeblich mit Fieber. Die Großmütter wollen wissen, was ihnen fehlt und welche Medizin hilft. Sie sind damit einverstanden, die Vorfahren zu bemühen.

Die Naturheilerin hat ein Mädchen mitgebracht, im Teenageralter. Sie wird als Medium vorgestellt. Absolutes Schweigen und Stillhalten ist vereinbart. Die Naturheilerin und das Mädchen hüllen sich in weiße Tücher. Gesicht und Kopf des Mädchens sind ganz bedeckt, während die Meisterin ihren Mund frei gelassen hat, sie kann auch die Arme bewegen.

Die Zeremonie beginnt mit einem flachen Singsang der Heilerin, dem sich nach einiger Zeit das Medium anschließt. Er soll beiden den Weg in die Welt der Ahnen ebnen. Dabei müssen sie durch die Hölle gehen, so scheint es mir. Denn nach einer Weile rufen sie um Hilfe, dann schreien sie schrill und laut. Schließlich stöhnen und röcheln sie, so grauenvoll, daß man Angst bekommen kann in dem winzigen Raum. Die Medizinfrau reißt ihre Arme hin und her, als müsse sie sich einer unsichtbaren Bestie erwehren, und ballt immer wieder die Hände zu Fäusten. Damit fuchtelt sie wild um sich. Ihre Augäpfel verdreht sie nach innen, als ob sie geistesabwesend wäre.

Das Medium kniet vor ihr nieder und gibt nun seinerseits Laute von sich, die wie dumpfes Grunzen klingen, manchmal auch im höheren Tonbereich, dann wieder tiefer. Unentwegt. Das wird wohl das Gespräch mit den Ahnen sein. Die Heilerin hat ihr inzwischen eine Hand auf den Kopf gelegt und hält die Augen geschlossen. Sie wankt hin und her, ist völlig erschöpft. Sie ist leichenblaß, das Gesicht schweißüberströmt. Nach etwa zehn Minuten kann wohl auch das Medium nicht mehr. Das Grunzen, erst langgezogen, wird abgehackt und leise.

Auf einmal tritt große Stille ein. Jetzt merke ich, die Naturheilerin hatte sich tatsächlich in Verzückung gesteigert. Ihre Gefühle waren nicht gespielt. Sie war der kleinen Hütte völlig entrückt. Sie braucht Zeit, um wieder in die normale Welt zurückzufinden. Dann hilft sie dem Medium aus dem Gewand. Das Mädchen ist schweißgetränkt samt Tüchern. Sie ist ganz blaß und noch in Ekstase, erschöpft, wie nach einer ganz großen Kraftanstrengung. Medium und Heilerin flüstern schließlich miteinander. Während der Beschwörung war nicht zu erkennen, wie das Medium sein Gespräch mit den Vorfahren an die Chefin weitergab. Vielleicht geschieht das erst jetzt.

Die beiden alten Frauen knieten während der Beschwörung wie erstarrt an der Wand. Mit einer Stimme, die fast versagt, verkündet die Medizinfrau den Spruch der Ahnen. Er wird mir später übersetzt. Der kleine Junge hat Halsentzündung, das

Mädchen Magengeschwüre. Arzneien für die kranken Kinder werden in der Hütte an einem Schränkchen gemixt. Die beiden Großmütter geben sich überglücklich. Später erfahre ich, daß sie zunächst strikt gegen Fremde in der Hütte waren, weil sie meinten, die Vorfahren würden dann den Kontakt mit der Naturheilerin verweigern. Erst die Übernahme der Gebühren durch die Fremden hat sie überzeugt. Wir mußten nur einen Dollar zahlen.

Das Gespräch mit den Vorfahren wird immer wieder verlangt. Es ist billig, und die Leute glauben daran. Die Naturheiler sind Autoritäten in den Dörfern Afrikas. Ihr Rat wird befolgt. Das will sich künftig bei der Anti-Aids-Kampagne nicht nur die Regierung von Südafrika zunutze machen. Alle afrikanischen Regierungen haben erkannt, an ihren Medizinmännern führt kein Weg vorbei, wenn Aids mit einem anderen Sexualverhalten Einhalt geboten werden soll.

Hinzu kommt, daß viele Medikamente der modernen Medizin sehr teuer sind. Aidspatienten bevorzugen oft Hausmittel, weil sie billiger sind. Nicht nur deshalb behält die »Kräutermedizin«, wie die Ärzte in den Städten oft geringschätzig dazu sagen, auf dem Land ihren hohen Stellenwert. Auf die Kräutermedizin könnte jedoch verstärkt zurückgegriffen werden, wenn das Allgemeinbefinden Aidsinfizierter verbessert werden soll. Dieser Meinung sind nicht etwa Vereine der Naturheiler, also Lobbyisten, sondern afrikanische Anti-Aids-Organisationen, bei denen in Europa ausgebildete Ärzte das Sagen haben.

Sie meinen, von Gesundheitsministerien und den Vereinten Nationen, vor allem aber von den reichen Ländern, die für Aidshilfe zahlen, werde unterschätzt, in welchem Maß sich Afrikaner auf ihre traditionellen Heilmethoden verlassen. Es könnte viel Geld gespart werden, wenn man sich darauf besinnt, daß verhältnismäßig billige Arzneien auf der Basis von Wurzeln und Kräutern zum Beispiel bei chronischem Durchfall, bei gefährlichem Gewichtsverlust und Hautausschlägen erstaunliche Erfolge zeigen.

Im gleichen Atemzug sprechen die Aidsplaner in den Hauptstädten auch von den Kirchen. Allen ist klar, mit deren Unterstützung kämen sie schneller voran. Einer meinte in Südafrika ganz offen: »Wenn der liebe Gott die Kondome empfiehlt, wird draußen im Busch niemand mehr behaupten können, daß sie vom Teufel kommen.« Innerhalb der Kirchen ist die Meinung zum Thema Kondome gespalten. Die katholischen Bischöfe Südafrikas haben den Gebrauch von Kondomen zum Schutz vor HIV/Aids jüngst erneut strikt abgelehnt. Wenn die Bischöfe den Gebrauch von Kondomen als »unmoralisch und unangebracht« bezeichnen, mag das für konservative Gläubige zutreffen. Südafrikas Bischöfe machen sich jedoch lächerlich mit ihrer These, der Gebrauch von Kondomen könne sogar »einer der Hauptgründe« für die schnelle Ausbreitung der Aidsepidemie in Afrika sein. Weil aus ihrer Sicht diejenigen, die Kondome benutzen, das Risiko einer falschen Handhabung unterschätzen. Und weil Kondome zu einem häufigeren Sexualverhalten mit mehreren Partnern verleiten. Die Bischöfe haben anscheinend übersehen, daß es darum geht, Kondome erst einmal populär zu machen.

Sobald man von Afrika spricht und nicht nur von einem kleinen, übersichtlichen Gebiet in einem einzigen afrikanischen Land, wird erneut mit unfaßbaren Zahlen operiert. Die Statistiker von UNAIDS, der Organisation der Vereinten Nationen, gehen davon aus, daß in Afrika südlich der Sahara jährlich mindestens zwei Milliarden Kondome fehlen. Ein Ausweg wäre, daß jeder, der für Kondome wirbt, auch gleichzeitig welche verteilen muß.

Wenn der Staat nicht weiterkommt

Das Jubelfest im Ort findet jeweils im Herbst und immer nach den gleichen Regeln statt. Zwei, manchmal sogar drei Dutzend Halbwüchsiger drängen sich nackt am Straßenrand. 18jährige, wird behauptet. Sind auch Ältere dabei, dann nur, weil einige Mädchen sie in einem Versteck aufgespürt, ihnen Hemd und Hose vom Leib gerissen und sie johlend zu den anderen Entblößten getrieben haben. Alle freuen sich. Niemand protestiert. Dies ist der einzige Tag des Jahres, an dem die Sitten ihres Stammes den Mädchen erlauben, im Umgang mit Männern so zu tun, als seien sie ihnen überlegen. Aber auch das gilt nur gegenüber einzelnen Männern und einzig aus dem Grund, weil die sich strenggenommen noch nicht Männer nennen dürfen. Hinter den nackten Jünglingen drängen sich Schaulustige jeden Alters.

Die Entblößten bedecken manchmal ihre Geschlechtsteile mit den Händen. Dann wieder geben sie die Zeugnisse ihrer Männlichkeit demonstrativ zur Besichtigung frei. Sie plaudern aber nicht miteinander, um sich abzulenken. Sie reden auch nicht mit den Schaulustigen. Wer genauer hinschaut, bemerkt, keinem von ihnen scheint die Situation geheuer zu sein. Das offene Lachen, sonst Ausdruck ungekünstelter Lebensfreude, erscheint gequält. Kein Wunder, sie warten auf den Mann mit dem großen Messer.

Der hat während der letzten Tage das Messer Freunden gezeigt und gemeint, es sei bestimmt so scharf wie im letzten Jahr. Es macht ihm Spaß, die Schneide im hellen Licht blitzen zu lassen und so zu tun, als könne er wie ein kleiner Gott vom Land die Sonnenstrahlen damit spalten. Das demonstriert er auch jetzt auf der Straße. Dann kommt er ohne Umschweife zur Sache. Das aufgeregte Geplapper der Zuschauer verstummt für einen Augenblick. Die nackten Jungs nehmen ihren Penis in die Hand, wohl wissend, so sehen sie ihn zum letzten Mal. Vielleicht hat man ihnen diese hilfreiche Geste auch aufgetragen.

Der Mann mit dem großen Messer zieht die Vorhaut am ersten Penis zwischen Daumen und Zeigefinger in die Länge und dreht ein bißchen daran, um sich einen besseren Ansatz für die Klinge zu verschaffen. Er schiebt die Hand des Jungen weg, der sich im letzten Moment schützen will. Dann ein schneller Schnitt. Blut spritzt. Der Penis hat keine Vorhaut mehr. Die Menge jubelt, ihr Beifall übertönt den Schrei, der dem Beschnittenen über die Lippen kommt. Jetzt ist er ein Mann, laut aufstöhnen darf er noch. Aber auch das Stöhnen geht im Beifall unter.

Der zweite Penis ist an der Reihe. Dieser Jüngling hat nichts Knabenhaftes mehr. In der Kulisse fällt eine Gruppe begeisterter Mädchen auf. Eine von ihnen wußte, daß der junge Mann sich in den Vorjahren um die Beschneidung gedrückt hatte. Sie sprach sich mit ihren Freundinnen ab, sie überfielen ihn und schleppten ihn nackt hierher. So will es seit alters her das Beschneidungsritual. Am Abend werden die Mädchen ihren Sieg feiern. Nicht mit den noch blutenden Männern, die müssen warten, bis ihre Wunden verheilt sind. Das kann ein bis zwei Monate dauern. Die Mädchen werden mit anderen Männern feiern.

Das Blut tropft vom Messer, während der Beschneider von einem zum anderen geht. Niemanden in Uganda haben Beschneidungsfeste dieser Art in der Vergangenheit gestört. Man würde auch weiterhin keinen Anstoß daran nehmen, schließlich ist die Entfernung der Vorhaut als einer möglichen Quelle von Infektionen auch bei den Moslems in Afrika selbstverständlich. Die Regierung verweist darauf, daß in den USA mehr als die Hälfte aller Säuglinge beschnitten werden.

Warum die Europäer sich zurückhalten, weiß man in Afrika nicht. Es gibt keinen Grund, sie sich als Vorbild zu nehmen. Doch mittlerweile gibt es HIV/Aids. Mit dem Blut am Beschneidungsmesser wird das tödliche Virus vom Kranken an den Gesunden weitergegeben. Es findet eine geradezu perfekte Übertragung statt. Uganda als das erste und vorbildlichste afrikanische Land in Sachen Anti-Aids-Kampagnen versucht auf jede nur denkbare Weise, auch bei rituellen Beschneidungen Abhilfe zu schaffen. Etwa dadurch, daß angeregt wird, jeder Halbwüchsige möge sein eigenes Messer zur Entfernung der Vorhaut mitbringen. Oder indem man versucht, den Beschneider davon zu überzeugen, das Messer nach jedem Schnitt zu säubern.

Nach mehr als einem Jahrzehnt ist es nicht gelungen, an den überkommenen Sitten in diesem kleinen Bereich zu rütteln. Ein Beweis mehr dafür, wie tief verwurzelt manche Gebräuche und Vorstellungen im Denken der Menschen sind und warum die Regierung Ugandas das bisher Erreichte, selbst wenn es sich insgesamt bescheiden ausnimmt, als großen Erfolg feiern kann. Hinzu kommt, daß HIV/Aids von sehr vielen Afrikanern nicht als das vorrangigste Problem ihres Alltags gesehen wird. Umfragen zeigen, an erster Stelle rangiert vielerorts, daß die Leute nicht mehr ständig hungern wollen. Oder, wichtiger als Medizin gegen Aids, wäre ihnen eine Beschäftigung, um Geld zu verdienen.

Gemessen daran hat sich Ugandas damaliger und heutiger Präsident Yoweri Museveni als weitsichtiger Politiker erwiesen. Er machte schon 1986 HIV/Aids in seinem Land zu einem vorrangigen Thema, das geschah nicht von selbst. Damals nahm ihn Fidel Castro bei einem Treffen von Staatschefs der dritten Welt auf die Seite und warnte ihn vor einer bevorstehenden Epidemie. Castro waren nicht etwa todkranke Frauen und Kinder in elenden Hütten aufgefallen. Vielmehr hatten kubanische Ärzte Offiziere aus Uganda auf Aids getestet, die zur Ausbildung in die Karibik gekommen waren. Von 60 Afrikanern waren 18 HIV-positiv.

Das muß für den ugandischen Präsidenten ein Schock gewesen sein. Er hatte sich gerade in einem jahrelangen Bürgerkrieg gegen den brutalen, aber dennoch populären Idi Amin erfolgreich behauptet. Seine Soldaten waren für ihn die Säulen künftiger Macht. Wenn sich unter ihnen so viele mit dem tödlichen Virus angesteckt hatten, mußte unbedingt etwas unternommen werden. Erfolgversprechend schien eine gemeinsame Aktion mit anderen afrikanischen Regierungen. Doch die winkten ab. Sie waren entweder noch immer in die bewaffneten Auseinandersetzungen der nachkolonialen Zeit verwickelt oder scheuten das politische Risiko, das damals mit einer Aktion gegen HIV/Aids verbunden war.

Aids begann sich in der zweiten Hälfte der 80er Jahre in allen afrikanischen Staaten südlich der Sahara erschreckend

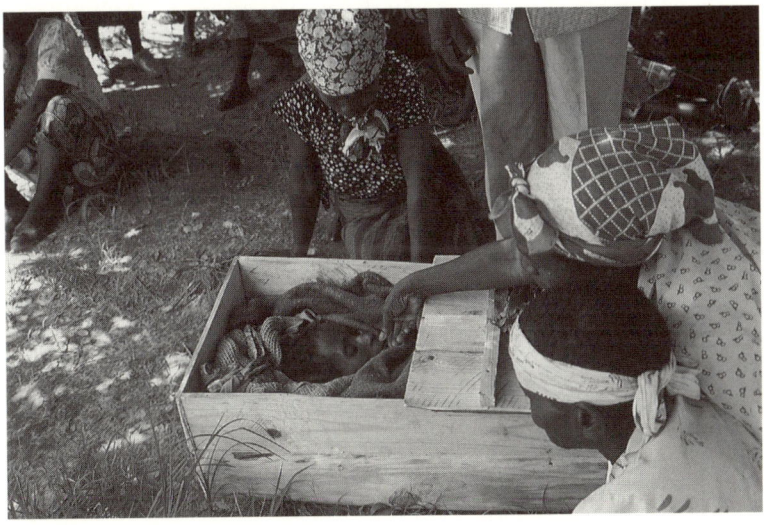

Holzsärge gibt es nur für Vermögende im Dorf. Leichen werden meist in Tücher gewickelt. Auf dem Totenschein steht nicht »Aids«, sondern »Malaria« oder »TB«.

schnell auszubreiten. In den Krankenhäusern wurden Patienten auf den Boden gelegt und nach einigen Tagen wieder weggeschickt, um neuen Kranken Platz zu machen. In den Leichenhäusern stapelten sich die Toten. Aber niemand wollte die entsetzliche Seuche öffentlich wahrhaben, weder die Präsidenten noch das Militär, noch die Kirchen, noch die Bevölkerung. Aids galt als Schande, die am besten totgeschwiegen wurde. Soweit Totenscheine ausgestellt wurden, war nicht Aids als Todesursache vermerkt, sondern Malaria, Lungenentzündung oder Tuberkulose. Niemand dachte daran, daß sich unentwegt Tausende, ja Zehntausende von Frauen, Männern und Kindern neu infizierten, solange man die Epidemie stillschweigend gewähren ließ.

Die Europäer und Amerikaner hatten zu diesem Zeitpunkt von ihren Wissenschaftlern bereits präzise Informationen über HIV/Aids, die übrigens auch den Afrikanern zugänglich waren. Europäer und Amerikaner wußten, das Virus würde sich nicht wie die bisher bekannten Infektionskrankheiten ausbreiten, nicht beim Husten, nicht beim Händedruck, nicht einmal beim Küssen, sondern fast ausschließlich beim ungeschützten Geschlechtsverkehr. Zwei Gruppen besonders Gefährdeter wurden in den Industriestaaten eingegrenzt, Homosexuelle und Drogensüchtige. Die einen steckten sich beim Analverkehr an, die anderen, wenn sie ungereinigte Spritzen benutzten, mit deren Nadeln sich vorher Aidskranke Rauschgift ins Blut injiziert hatten.

Es bestand keine Gefahr, daß sich HIV/Aids, aus Afrika kommend, nun auch in Europa und den USA zur Epidemie ausweiten würde. Eine gezielte Aufklärungskampagne in den eigenen Ländern genügte. Die technischen und organisatorischen Voraussetzungen dafür mußten in den Industriestaaten nicht erst geschaffen werden. Man mußte sie nur entsprechend nutzen. Es gab für die westliche Politik keinen Anlaß, vorsorglich in Afrika eine große Aktion gegen HIV/Aids zu starten. Zyniker im Westen machten kein Hehl daraus, daß ihnen immer höhere Sterblichkeitsziffern in Afrika willkommen waren. Mit HIV/Aids wurde auf natürliche Weise die Explosion der Bevölkerung auf dem schwarzen Kontinent gestoppt. Von den afrikanischen Regierungen wurde während der Anfangsjahre von Aids überhaupt kein Druck auf die Industriestaaten ausgeübt, ihnen beizustehen. Selbst ein so berühmter Mann wie Nelson Mandela, der Inbegriff eines Anwalts der kleinen Leute, tat über Jahre hinweg so, als gebe es kein Aids. Erst bei einem Kongreß im Juli des Jahres 2000 verkündete er:»Wir müssen das Schweigen brechen. Mit Aids beginnt sich in Afrika eine Tragödie von unvorstellbarem Ausmaß zu entfalten.«

Das jahrelange Wegsehen afrikanischer Politiker trägt mit Schuld daran, daß sich Millionen ihrer Bevölkerung unnötig angesteckt haben und Millionen Menschen früher starben, als es notwendig gewesen wäre. Zur Entschuldigung können sie allenfalls anführen, daß die öffentliche Meinung HIV/Aids als eine Strafe Gottes ansah, darin bestärkt von Priestern aller Religionen.

Aids war eine nationale Schande, die weder in den Zeitungen noch in Rundfunk oder Fernsehen thematisiert wurde. Die Krankheit wurde auch innerhalb der Familien als Schande empfunden. Aidskranke wurden versteckt. Sie wurden als verhext, als verzaubert angesehen. Sie mußten eben für ihre Sünden büßen. Ärzte, an die man sich hätte wenden können, gab es ohnehin nicht. Nur wenige Medizinmänner behaupteten, Aids heilen zu können. Zu ihnen reisten reiche Kranke über Tausende von Kilometern an und verschwendeten das Vermögen der gesamten Familie nutzlos an Scharlatane.

Vor diesem Hintergrund muß man den Alleingang von Ugandas Präsidenten gegen HIV/Aids in seinem Land würdi-

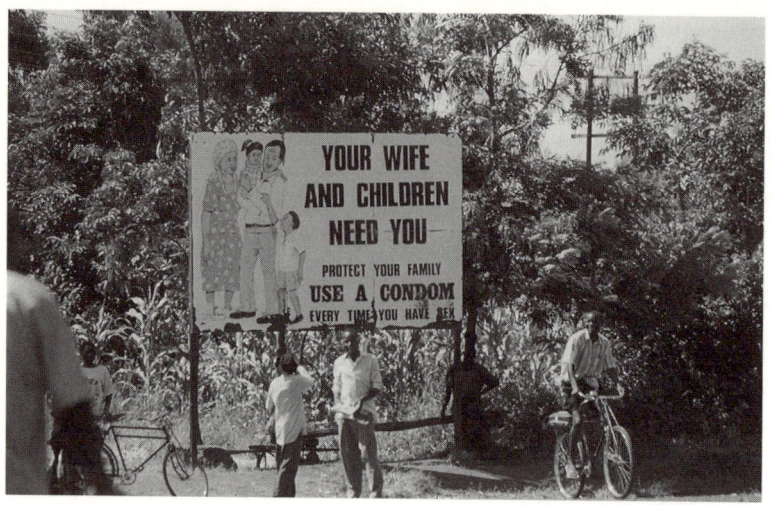

Den Kirchen gefällt diese drastische öffentliche Mahnung nicht: »Deine Frau und deine Kinder brauchen dich. Schütze deine Familie. Benutze stets beim Sex ein Kondom!«

gen, auch wenn infiziertes Militär der Auslöser war. Vielleicht haben ihm die Amerikaner, mit denen er eng zusammenarbeitete, noch einen Tip gegeben. Jedenfalls war er der Meinung, wenn er als einziger afrikanischer Präsident um internationale Hilfe bittet, würde sie ihm bestimmt nicht verweigert, im Gegenteil, sie würde großzügig ausfallen. Ugandas Rundumschlag gegen Aids eröffnete deshalb sein Gesundheitsminister 1986 mit einem sensationellen öffentlichen Bekenntnis vor der Weltgesundheitskonferenz in Genf.

Der Kernsatz seiner Rede lautete: »Wir haben in Uganda ein großes Problem mit Aids. Es ist ausgeschlossen, daß wir damit ganz allein fertig werden. Wir bitten um Ihre Hilfe.« Das war neu, ein solches Bekenntnis und ein solcher Hilferuf. Die Rechnung ging dann auch auf. Etwa 70 Prozent der Auslagen Ugandas im Kampf gegen Aids werden seither auf diese oder jene Weise aus dem Ausland beigesteuert. Doch es liegt nicht nur am Geld, wenn Uganda inzwischen tatsächlich aus einigen Distrikten entweder einen Stillstand der Epidemie melden kann oder sogar einen echten Rückgang von HIV-Infektionen.

Uganda gilt als Musterland Afrikas in Sachen Aidsbekämpfung. Sein Staatspräsident engagierte sich so, wie es ihm bisher leider kein einziger anderer afrikanischer Staatspräsident nachgemacht hat. Er setzte seine Autorität als Regierungschef auf ungewöhnliche Weise ein. Als müsse er eine Wahl gewinnen, reiste er kreuz und quer durchs Land und plauderte mit der Bevölkerung über Aids. Fotos aus dieser Zeit zeigen ihn nicht in Uniform, sondern mit breitkrempigen Strohhut und weißem Hemd mit offenem Kragen. Er schüttelte auch Hände, wenn es der Sache diente.

Eine Geschichte erzählte er den Leuten auf dem Land besonders gern. »Stellt euch vor«, sagte er ihnen, »ihr geht übers Feld und bleibt bei einem dieser mannshohen Termitenhügel stehen. Ihr seht, der ist voller Löcher. Neugierig steckt ihr eine Hand in ein Loch, und plötzlich beißt euch da eine Schlange.« Er ließ ihnen ein wenig Zeit zum Nachdenken. Dann fragte er: »Na, und wer hat nun Schuld daran?« Er ermunterte sie, sich das zu Hause einmal zu überlegen.

Kondome waren in Uganda genauso unbekannt wie sonst auf dem schwarzen Kontinent. Selbst der fortschrittliche Staatspräsident brauchte Jahre, bis er sie als erfolgreiches Mittel der Verhütung von Aidsinfektionen entdeckte. Mag sein, daß er auf die christlichen Religionsgemeinschaften Rücksicht nehmen wollte, die in Uganda dominieren. Man zählt etwa 70 Prozent Christen in der Bevölkerung.

Einige Priester predigen bis in die jüngste Zeit, sexuelle Enthaltsamkeit sei Kondomen vorzuziehen. Das ist gewiß gut gemeint. Ihre Gemeinden halten nur nicht besonders viel davon. Inzwischen importiert Uganda mehr als 50 Millionen Kondome jährlich, und es ist die Rede von einer eigenen Kondomfabrik.

Das ursprüngliche Werbeverbot für Kondome in Zeitungen, im Rundfunk und im Fernsehen ist Werbekampagnen für geschützten Geschlechtsverkehr gewichen. Leider sind dann oft dort, wo die Regierung sie angeblich kostenlos verteilen will, die Kondome bereits ausgegangen. Um sie in Apotheken oder Drogerien zu kaufen, was in den Städten möglich wäre, fehlt den meisten das Geld. Vielleicht werden in absehbarer Zeit die Vereinten Nationen mit Kondomspenden helfen. Naturgemäß war das Gesundheitsministerium die Behörde, die sich zuerst mit HIV/Aids auseinandersetzen mußte. Dort wurde ein Aids-Kontroll-Programm etabliert, das den beachtenswerten Versuch unternahm, die Bevölkerung über HIV/Aids zu unterrichten. Außerdem wurde der neuen Behörde aufgetragen, über das Ausmaß der Epidemie Buch zu führen und alle Aktivitäten zu koordinieren, die außerhalb der staatlichen Verwaltung der HIV/Aids-Problematik galten.

Verhältnismäßig früh scheint der persönlich engagierte Präsident erkannt zu haben, daß das Gesundheitsministerium mit der neuen Aufgabe überfordert war. Außerdem steckten sich immer mehr Menschen mit dem tödlichen Virus an. HIV/Aids wurde in Afrika erstmals von Uganda als ein gesamtgesellschaftliches Problem gesehen. Dem sollte nun eine neue Aidskommission unter Vorsitz des Präsidenten gerecht werden, die neben dem Gesundheitsministerium nahezu Blankovollmachten erhielt. Nach dem Präsidenten wurde sie von einem Bischof geführt. Weil diese Kommission zum Vorbild für ähnliche Einrichtungen anderer afrikanischer Staaten wurde, lohnt es sich, aus ihrem Statut zu zitieren.

Demzufolge soll sie im gesamten Staatsgebiet von Uganda alle Aktivitäten beaufsichtigen, planen und kontrollieren, die der Verhütung und der Kontrolle von Aids dienen. Sie soll außerdem das Ziel für alle Aktivitäten im Zusammenhang formulieren und Prioritäten festlegen. Dazu wird von ihr erwartet, daß sie diese Aktivitäten bündelt. Sie soll Hindernisse aufzeigen, die der erfolgreichen Verwirklichung der vorgegebenen Politik und der Programme im Weg stehen. Außerdem soll sie jede Art von Hilfe organisieren und sich um deren Verwendung kümmern. Schließlich wird ihr aufgetragen, die Bevölkerung über Aids zu informieren.

Das sind beachtenswerte Richtlinien. Um ihnen vollkommen gerecht zu werden, müßte die Kommission eine funktionierende Verwaltung vorfinden. Es ist nützlich, sich daran zu erinnern, daß die gegenwärtige Regierung Ugandas das heruntergewirtschaftete Land vom Fast-Analphabeten Idi Amin übernommen hatte. Wie auch andere afrikanische Regierungen nach Bürgerkriegen mußte es von vorne anfangen. Den Verantwortlichen der Kommission in Uganda schien sich als ein möglicher Ausweg das anzubieten, was wir in Europa die Verteilung von Aufgaben nennen.

Es wurden zwölf Ministerien geschaffen, dazu gehören selbstverständlich Verteidigungsministerium und Innenministerium, aber auch das Landwirtschaftsministerium, Erziehungsministerium und Sozialministerium wurde nicht vergessen. Die Kenntnis davon, zu welchen kuriosen Zuständen das führte, verdanken wir nicht etwa irgendeiner Oppositionspartei. Es gibt ein Heftchen, das sich »Offenes Geheimnis« nennt und das immerhin Regierungssprecher an Journalisten verteilen. Die Autoren sind engagierte Vorkämpfer gegen Aids.

In ihrer Publikation mit dem Originaltitel »Open Secret« meiden sie im allgemeinen zwar Kommentare zur Politik. Sie werden schließlich bei ihrer Arbeit offiziell unterstützt. Dennoch lassen sie uns wissen, daß die Absicht, über unterschiedliche Ministerien möglichst viele Gruppen der Gesellschaft am Anti-Aids-Programm zu beteiligen, auch nach einem Jahrzehnt meist Absicht geblieben ist. Pro Ministerium wurde jemand zum Aidsbeauftragten ernannt. Die anderen Mitarbeiter des Ministeriums wußten nichts davon. Auch untereinander hielten die Aidsbeauftragten der Ministerien selten Kontakt. In manchen Ministerien existierte ein Anti-Aids-Programm nach einigen Jahren nur mehr dem Namen nach. Innerhalb der Staatsverwaltung kam die Kommission demnach nur zögerlich voran.

Um so erstaunlicher sind ihre Erfolge dort, wo sie die Bürokraten nicht beachtete und den Weg frei machte für private Initiativen aller Art, jene, die sich im Inland entfalteten und andere, die vom Ausland nach Uganda kamen. Diesmal ist es eine offizielle Broschüre der Regierung, die sich erstaunlich selbstkritisch mit den Zuständen im Land auseinandersetzt und freimütig gesteht, daß die Staatsverwaltung in der Kampagne gegen Aids schlicht überfordert war. Das wird von anderen afrikanischen Regierungen selten zugegeben. Es ist mit ein Grund dafür, warum Uganda international gelobt wird.

Ugandas Regierung erkannte frühzeitig, so erfahren wir amtlich, daß es notwendig war, Initiativen der Gesellschaft zuzulassen, wo die Regierung mit ihrer Infrastruktur nicht weiterkam. Das klingt noch beschönigend. Aber dann folgt kleinlaut:»Das war praktisch überall dort der Fall, wo man der Epidemie angemessen begegnen mußte.« Eine lobenswerte Konsequenz war, internationalen Hilfsorganisationen den direkten Zugang zu Betroffenen zu ermöglichen, um ihnen finanziell und auf andere Weise beizustehen.

Das war die große Stunde für die NGOs, die Non Government Organizations, bzw. die»Nichtregierungsorganisationen«. Meist wird die Abkürzung NGO gebraucht. Den NGOs ist es zu verdanken, daß Uganda vielleicht den Höhepunkt der HIV/Aids-Epidemie schon überschritten hat. Dennoch ist Vorsicht allen verfügbaren Zahlen gegenüber geboten.

Offen über alles reden

Erst stirbt der Vater, dann die Mutter, manchmal umgekehrt. Was wird aus den Kindern? Bruder und Schwägerin nehmen sich ihrer an oder Schwager und Schwester. So ist das seit jeher üblich. Aber das tödliche Viruskarussell dreht sich weiter. Schließlich bleibt der Familie nur noch eine Oma. 16, 18, 20 oder noch mehr Enkel hängen an ihrem Rockzipfel. Bei nahezu der Hälfte aller Haushalte mit Waisenkindern in Uganda ist das der Fall.

Eine Großmutter mit 32 Enkelkindern empfiehlt uns der Direktor des staatlichen Aidsprogramms für einen Besuch. Irgendwo draußen auf dem Land in einem Bananenhain soll sie leben, nicht weit von der Hauptstadt entfernt. Erstaunlich daran ist nicht, wie beiläufig er die Anzahl der Enkelkinder nennt. Bemerkenswert scheint hingegen, wie unbefangen er

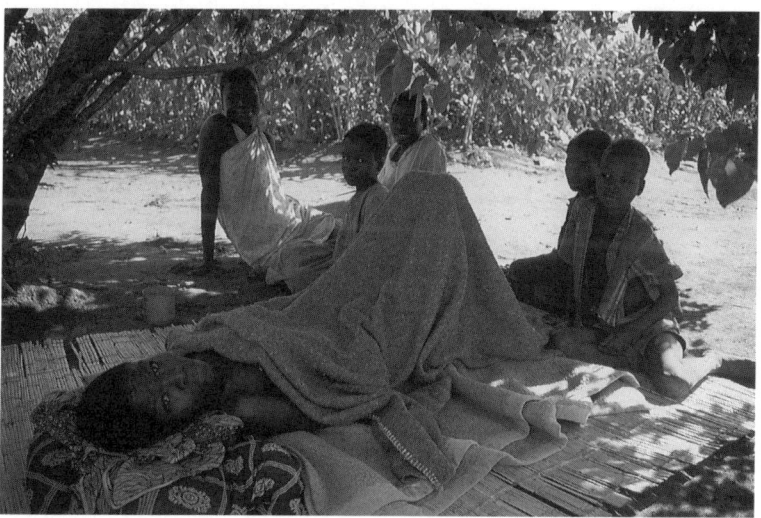

Afrikanisches Roulette. Erst starben die Eltern an Aids.
Jetzt ist das Älteste der Geschwister todkrank.

zugibt, daß Uganda mit seinem Latein am Ende ist, was die Aidswaisenkinder betrifft, auch wenn die amtlich geschätzte Zahl vermutlich übertrieben ist. »Zwei Millionen Waisen haben wir bereits«, lamentiert der Direktor, »und es werden immer mehr.« Dann, mit einer Geste, die schon eher Verzweiflung als bloße Hilflosigkeit ausdrückt: »Wir wissen nicht, was wir machen sollen.«

Eine Woche lang suchen wir vergeblich nach der uns genannten Großmutter. Es stellt sich heraus, die alte Dame mit den 32 Enkeln ist schon vor zwei Jahren gestorben. Es hat sich nur noch nicht herumgesprochen. Die Kinder wurden von anderen Familien aufgenommen. Es bedarf jedoch nicht der Befragung mit der Vorzeigeoma. Die Suche nach ihr in Dörfern und Bambushütten offenbart eine ungeschminkte Situation, die in Europa mehr Beachtung verdient. Der Staat, der seine Bürger vor den Folgen der Aidsepidemie nicht schützen kann, wird durch private Organisationen aus dem In- und Ausland unterstützt. Beispiellose Hilfsmaßnahmen kommen so auch den Großmüttern und ihren zahllosen Enkelkindern zugute. Ohne diese Hilfe würden viele nicht überleben.

Den NGOs, den Nichtregierungsorganisationen, verdanken es Uganda und andere afrikanische Staaten, daß die menschliche Tragödie nicht zur unkontrollierbaren Katastrophe wird. Die NGOs könnten damit Propaganda machen. Wahrscheinlich halten sie sich in dieser Hinsicht zurück, weil sie im Interesse einer guten Zusammenarbeit dem Staat gegenüber nicht als Konkurrenten auftreten wollen. Im Konkurrenzkampf mit der staatlichen Autorität würden sie unterliegen.

Sie mischen sich nicht ein, wenn etwa der Präsident Ugandas seine Wiederwahl als Sieg der Demokratie feiert, obwohl es nur ihn als Kandidaten gibt. Der Präsident läßt sie dafür in Ruhe ihre Arbeit tun, er fördert sie sogar. Ein Dachverband der Privaten, vom Staat unterstützt, verschafft der Regierung von

Uganda zwar eine gewisse Übersicht, aber keine Kontrolle. Dieser Dachverband umfaßt auch Hilfsorganisationen der Religionsgemeinschaften und Bürgerinitiativen in kleinen Gemeinden, die sich strikt an ihren humanitären Auftrag halten. Weit mehr als 1000 solcher NGOs zählt man bereits in Uganda. Im benachbarten Kenia und in Tansania sind es nicht weniger. In Uganda reicht die Spannweite der NGOs, wie auch sonst in Afrika von kleinen Gruppen, die außerhalb ihres lokalen Wirkungsbereichs niemand kennt, bis zu Organisationen der Einheimischen, die sich internationale Anerkennung erworben haben. Daneben existieren als gleichberechtigte Partner jene, die ihren Hauptsitz im Ausland haben und weltumspannend tätig sind. Wenn es not tut, können sich die Einheimischen im Schutz der weltweiten Organisationen manches herausnehmen, was ihnen sonst nicht gestattet wäre. Etwa gegen hohe Preise von Medikamenten protestieren, wenn man die im Direktimport billiger bekommen könnte. Oder mehr Behelfskliniken verlangen, in denen sich die Bevölkerung kostenlos oder gegen eine geringe Gebühr auf HIV/Aids testen lassen kann.

Es waren kleine Orte, weit entfernt von den Ballungszentren, wo sich die ersten losen Gruppen bei Diskussionen über Aids zusammenfanden. Dort, wo jeder sehen konnte, was das Virus in der Familie, bei Nachbarn und bei Freunden angerichtet hatte. Vor mehr als einem Jahrzehnt trafen sich zum Beispiel in einem Städtchen im Norden Ugandas jeweils am Sonntagabend einige Frauen zu einem Aidskränzchen, um Erfahrungen auszutauschen. Eine der Frauen stellte plötzlich fest, daß sie selbst Aids hatte. Auch ihr Mann war HIV-positiv. Zunächst ging es darum, dem Ehepaar zu helfen. Aber dabei blieb es nicht. Immer mehr Interessierte fanden sich zusammen, darunter auch Lehrer, Krankenschwestern, Bauern und ein Pfarrer. Sie gaben ihrer Gruppe den Namen »Meeting Point«.

Sie waren selbst erstaunt, wieviel private Initiative ihnen möglich war. Aidsopfer konnten dank zahlreicher Helfer seelsorgerisch betreut werden. Im Ort sorgte eine Aufklärungskampagne dafür, daß erstmals öffentlich über Sex geredet wurde. In der Bevölkerung wußte bis dahin kaum jemand über Aids Bescheid. Aidskranke wurden daheim besucht. Nahrungsmittel wurden gesammelt und verteilt. Schließlich wurde »Meeting Point« amtlich als NGO anerkannt. So erhielten sie neben Spenden auch staatliche Hilfsgelder. Der Staat leitet dabei Hilfsgelder weiter, die das Ausland stiftet. Es wäre sinnvoll, wenn der Staat über diese Hilfsgelder so genau Buch führen würde, wie es von den NGOs erwartet wird.

In der Vergangenheit haben die NGOs ihre Aktivitäten nicht koordiniert. In einigen der 43 Distrikte des Landes wurde viel für die Opfer von HIV/Aids getan, in anderen Gebieten hingegen nichts. Informationen wurden selbst da nicht ausgetauscht, wo es nützlich gewesen wäre. Die Zusammenarbeit war manchmal schwierig, weil Hilfsorganisationen nur Angehörigen bestimmter Religionsgemeinschaften helfen sollten. Sie wachten sehr genau darüber, daß kein Außenseiter von ihnen profitierte. Jetzt soll alles anders werden. Doch selbst ohne Dachverband haben die privaten Organisationen Bemerkenswertes geleistet. Gemessen an unseren Verhältnissen tun sie sich deshalb schon schwer, weil sie kaum über Pkws oder Lkws verfügen.

Den NGOs ist es zu verdanken, daß man sich einer Gruppe der Bevölkerung annahm, die zunächst absichtlich übersehen wurde. Schlicht deshalb, weil keiner so recht wußte, wie mit ihnen umzugehen war. Es betraf Menschen jeden Alters, bei denen der HIV-Test positiv ausgefallen war, die jedoch noch keine sichtbaren Merkmale der Krankheit zeigten. Menschen, die mit dem Bewußtsein leben mußten, irgendwann wird sie Aids mit Hautentzündungen, anhaltendem Durchfall und mit

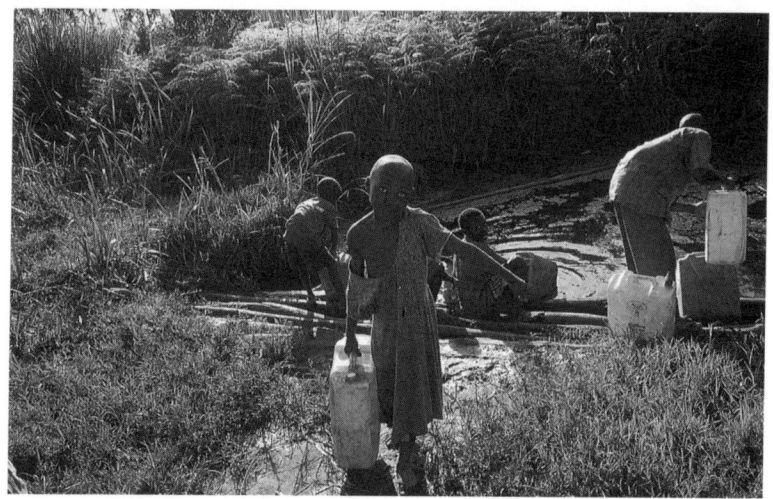

Noch holen sie Wasser aus einem stinkenden Tümpel. Hilfsorganisationen,
die sich um Aidskranke kümmern, bohren auch Brunnen.

noch Schlimmerem überraschen. Unter ihnen waren verzweifelte Eltern, die sich fragten, sollen wir unseren Kindern von
unserer Krankheit erzählen oder nicht? Etwa eine Million Aidsinfizierter gibt es allein in Uganda. Von den einheimischen
privaten Organisationen kümmert sich vor allem TASO um
sie.

TASO steht für »The AIDS Support Organization«, eine
Organisation, die alle Aktivitäten rund um Aids unterstützt.
Heute ist sie weit über Uganda hinaus bekannt und geachtet.
Unter den 16 Gründungsmitgliedern waren seinerzeit neun
selbst mit Aids infizierte Bewohner der Hauptstadt. Allgemein
arbeiten viele Aidsinfizierte tatkräftig bei den NGOs mit.

TASO tat sich leichter als andere Organisationen, weil sie
gleich zu Beginn von zwei britischen NGOs finanziell geför-
dert wurde. TASO machte es sich von Anfang an zur Aufgabe,
Aidsinfizierten wieder eine Hoffnung zu geben. Das war nicht
einfach, weil damals offiziell in Radio und Fernsehen und in

Zeitungsanzeigen auf Abschreckung gesetzt wurde. Etwa in dem Sinn, wenn du dich mit Aids ansteckst, bist du so gut wie verloren, dann kann man nichts mehr für dich tun.

Entsprechend wurden amtliche Anti-Aids-Programme in Radio und Fernsehen damals mit einem dumpfen Trommelwirbel eingeleitet, wie er in den Dörfern zur Ankündigung einer Schreckensbotschaft üblich war. Dazu der Hinweis »Aids tötet«. Priester aller Religionsgemeinschaften wetterten in der Sonntagspredigt gegen die Sünder, die Gott mit Aids bestraft. Aids war eine entsetzliche Schande. Hinzu kam, daß sich zwar alle vor der Ansteckung mit dem Virus fürchteten, aber zunächst niemand wußte, ob nun dieses Aids so etwas wie Malaria war oder nicht, ob vielleicht schon ein Händedruck reichte, um sich anzustecken.

Bemerkten beispielsweise Passagiere in einem Omnibus, daß ein Aidsinfizierter unter ihnen war, wurde der Bus unweigerlich zum Anhalten gezwungen. Der Kranke mußte aussteigen. Es ging die Angst um, sein Atem könnte gefährlich sein. Noch heute soll so etwas da und dort auf dem Land passieren. Es dauert eben länger als in Europa, bis die Bevölkerung aufgeklärt ist. Schließlich sind etwa die Hälfte der Frauen und mindestens ein Drittel der Männer Analphabeten, weil sie keine Möglichkeit zum Schulbesuch hatten.

TASO setzte das Motto »Positiv mit Aids leben« gegen die Abschreckungsmaßnahmen. Das war in mancher Hinsicht gewagt. Zur selben Zeit herrschte zum Beispiel in Uganda im Gesundheitswesen noch die Meinung vor, es wäre grausam, einem Patienten die Wahrheit zu sagen. TASO setzte auf Beratung, auf die fortlaufende Aussprache mit dem Kranken, auf ein »Kopf hoch trotz Aids«.

Dazu gehörte, dem Kranken zu raten, sich einem Mitglied der Familie oder einem engen Freund anzuvertrauen. Die vernünftige Logik dahinter war, je mehr Menschen dazu gebracht würden, offen über ihre Aidsinfektion zu sprechen, desto weniger würde man Aids als Schande empfinden. Aids galt in Afrika zunächst als etwas wie Aussatz im Europa des Mittelalters. Die Aidskranken wurde selbst innerhalb der Familie wie Leprakranke behandelt.

Uganda wurde dann zum ersten afrikanischen Staat, in dem prominente Bürger öffentlich bekannten: »Auch ich bin aidskrank.« Herausragendes Beispiel war ein Major der Armee, den TASO ermuntert hatte, Vorträge über Aids vor Soldaten zu halten, selbst dann, wenn sie zu einer Parade angetreten waren. Er beschränkte sich jedoch nicht auf das Militär, sondern verbreitete seine Aidswarnung im gesamten Land. Die Regierung billigte dies stillschweigend, seine Uniform mußte er nicht auszuziehen. Er blieb Offizier der Armee von Uganda. Sogar dann, als er einen eigenen Verein gründete, der sich zum Ziel setzte, möglichst viele Menschen vor Aids zu bewahren und ihnen zu helfen, wenn sie sich angesteckt hatten.

Ein prominenter Musiker vermochte es, nicht nur seine Zuhörer zu begeistern. Er verstand es, sie zugleich unter Hinweis auf seine eigene Aidserkrankung vor dem tödlichen Virus zu warnen. Seine Musik mit Aids zu verknüpfen, wurde ihm allerdings bei seinen Konzerten gelegentlich übelgenommen. Man behauptete, er wolle auf diese Art nur mehr Geld verdienen. Nach seinem Tod wurde er zum Symbol mancher Anti-Aids-Kampagnen. Für die NGOs waren das mühevolle Anfangsjahre.

Die Regierung ließ sich von den privaten Organisationen überzeugen, daß es besser ist, über alles offen zu reden. Die Abschreckungskampagne wurde aufgegeben. Der Bevölkerung wurde der Wandel mit einem Plakat verdeutlicht, das vielen, auch ein Jahrzehnt danach, noch in bester Erinnerung ist. Es zeigt die Silhouette einer großen Hand mit einem weitausgestreckten Zeigefinger. Dazu die Mahnung: »Zeig nicht mit

dem Finger. Jeder kann sich mit Aids anstecken. Auch Du.«
Ergänzend der Hinweis: »Durch Treue gegenüber dem Partner
und durch Enthaltsamkeit kannst Du Dich vor Aids schützen.«
Schließlich, etwas kleiner gedruckt: »Wie auch dadurch, daß
Du Kondome benutzt.«

Die Erfolge der in Uganda gegründeten NGOs blieben
außerhalb Afrikas nicht ohne Echo. Mit finanzieller Hilfe
internationaler Organisationen konnte etwa TASO in mehreren Krankenhäusern außerhalb der Hauptstadt Beratungszen-
tren einrichten. Hunderte von freiwilligen, ehrenamtlichen
Helfern wurden zu Psychotherapeuten für Aidsinfizierte ausgebildet. Die Beratung der Aidskranken setzt detailliertes Wissen über die Krankheit voraus.

Mit der Hilfe aus dem Ausland war es möglich, Aidsinfizierte in Kliniken kostenlos zu behandeln, wenn die Immunschwäche schon fortgeschritten war. Dabei waren nicht die
teuren, in der Wirksamkeit manchmal noch umstrittenen
Medikamente gefragt, die bei Folgekrankheiten wie etwa Lun-

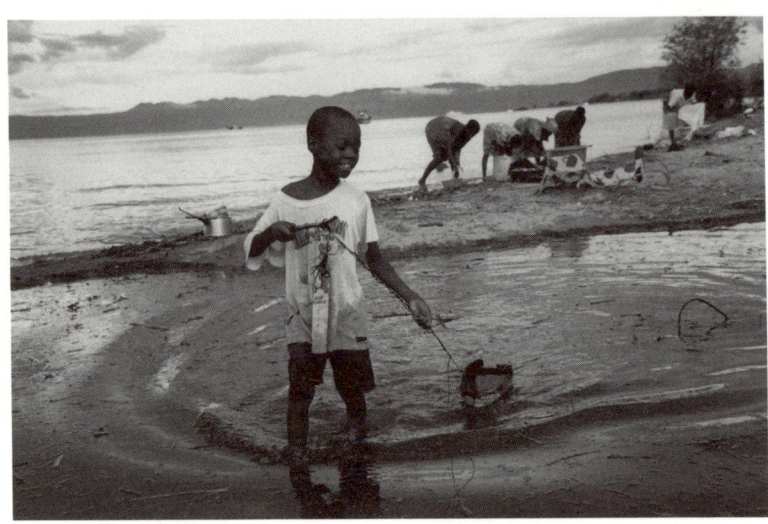

Den Dampfer hat er sich selbst gebastelt. Beide Eltern liegen krank in der Hütte.

genentzündung oder permanenten Durchfall ohnehin riskant waren.

Gerade bei den Erfolgen von TASO ist eines hervorzuheben: Ihr Wirken bezieht sich bis heute auf nur wenige Distrikte Ugandas. Auf vier von insgesamt 45 Distrikten im Land hat sich die Organisation konzentriert. Weder TASO noch die anderen NGOs können jedoch die fehlende medizinische Infrastruktur ersetzen. Auch wenn sie es versuchen. Aber bis Ärzte in alle Buschhütten kommen, wird trotz der NGOs noch viel Zeit vergehen. Wer Beispiele dafür sucht, findet sie immer wieder.

In einem kleinen Fischerdorf am Viktoriasee wurden Anfang der 8oer Jahre die ersten Aidskranken Ugandas entdeckt. Das Dorf ist heute deshalb kein Symbol für das Bemühen des Staates um eine erfolgreiche Auseinandersetzung mit HIV/Aids. Für entsprechende Anstrengungen wählen die Behörden lieber die angenehmere Atmosphäre ihrer Hauptstadt. Im Fischerdorf sind irische Missionare aktiv. Sie haben sich von Anfang an als ärztliche Kongregation verstanden und ein Krankenhaus gebaut.

Katholische Schwestern begannen dort schon Ende der 8oer Jahre mit einem Experiment, das sich hervorragend bewährte, aber aus unverständlichen Gründen leider wenig Nachahmer fand. Vielleicht weil es ein Zuviel an persönlichem Engagement voraussetzt, wie es wohl nur bei tief im Glauben an christliche Nächstenliebe motivierten Menschen zu finden ist. Erstmals in Afrika richteten jedenfalls katholische Schwestern am Viktoriasee eine mobile Klinik für Aidskranke ein. Unterstützt wurden sie dabei von einer englischen katholischen Organisation. Der einzige Vorwurf, der gegen die religiösen Organisationen aus dem Ausland immer wieder erhoben wird, ist, daß sie versuchen, über geleistete Hilfe für ihren Glauben zu werben, also zu missionieren.

Zuvor hatte sich jedoch niemand um Aidskranke gekümmert, die keine Möglichkeit hatten, von ihrem heimischen Notlager in irgendeine Behelfsklinik, geschweige denn in ein Krankenhaus zu kommen. Viele mußten viel zu früh sterben, wie andere Kranke auch. Aidstodesfälle sind nur spektakulärer. Im Fischerdorf am Viktoriasee gab es bis dahin keine Behelfsklinik, in der sich Kranke untersuchen oder auch auf HIV/Aids testen lassen konnten, falls sie dazu bereit waren.

Wo sich sonst kein Arzt oder Arzthelfer blicken läßt, weil die Gegend zu unwirtlich ist, erscheinen heute alle zwei Wochen drei gutausgebildete Krankenschwestern. Sie verfügen über einen Geländewagen, der selbst im Schlamm der Feldwege nicht steckenbleibt und dessen Allradantrieb ein Weiterkommen in ausgetrockneten Flußbetten garantiert, sicher geleitet von einem Fahrer, der kleine Reparaturen am Auto selbst ausführen kann. In der Regel sind es afrikanische Schwestern, die eine Ausbildung in Europa absolviert haben. Gelegentlich sind auch Europäerinnen unter ihnen.

Die Bezeichnung »Mobile Klinik« ist etwas zu hoch gegriffen. Aber die Schwestern haben Medikamente dabei, und sie können auf Aids testen. Zuweilen bringen sie auch Maismehl, Reis und andere Nahrungsmittel mit. Manchmal ist eine notdürftige Kirche, dann ein Schulzimmer, vielleicht aber auch nur der Platz unter einem großen Baum die Anlaufstelle. Auf die Schwestern warten geduldig Patienten, bei denen frühere Tests ergeben haben, daß sie HIV-positiv sind. Sie leiden bereits unter Krankheiten, die die Immunschwäche ausgelöst hat. Einige bitten darum, daß man den Vater, die Mutter, die Schwester in der Hütte besucht, weil die schon bettlägerig sind. Bis zu 100 Frauen, Männer und Kinder behandelt das mobile Aidsteam an einem Tag.

Inzwischen schickt das katholische Krankenhaus in Irland schon drei mobile Teams ausschließlich für Aidskranke in die

Dörfer. Da sich herausgestellt hat, daß die Menschen mißtrauisch gegenüber kostenloser Behandlung sind, wird von ihnen inzwischen eine geringe Gebühr verlangt. Niemand wird abgewiesen, wenn er nicht bezahlen kann, wie das von staatlichen Kliniken auf dem Land ansonsten praktiziert wird. Anfangs wollten sich die Frauen und Männer mit Aids nicht beraten oder behandeln lassen. In den Dörfern dauert es sehr, sehr lange, bis sich die Leute davon überzeugen lassen, daß Aids keine Schande ist.

Eine Erfahrung bleibt den Schwestern am Viktoriasee nicht erspart: Religionsgemeinschaften und NGOs machen diese Erfahrung überall dort, wo sie zunächst örtlich begrenzt einer bestimmten Bevölkerungsgruppe in einem definierten Rahmen helfen wollen. Sehr schnell wird ihnen dann bewußt, guten Gewissens können sie es dabei nicht belassen. Was sie sehen, schreit nach mehr. Meist tun sie sich daraufhin mit anderen Organisationen zusammen, oder sie versuchen, ihre Finanzmittel für zusätzliche Aktivitäten aufzubessern.

So werden rund um das Krankenhaus am Viktoriasee bereits neben den Aidskranken Tausende von Aidswaisenkindern einschließlich Adoptivfamilien betreut, arme Bauern werden bei der Reparatur oder sogar beim Bau von Häusern unterstützt, die medizinische Betreuung der Aidskranken wird durch Aufklärungskampagnen für Gesunde ergänzt. Dies alles ist nur möglich, weil sich außer afrikanischen Krankenschwestern afrikanische Pfarrdiener bereit finden, mitzuhelfen.

Einer von ihnen schildert freimütig, wie das vor sich geht. Seine Frau und er hatten zwölf Kinder, vier starben bereits an Aids. Nach seiner Ansicht benehmen sich zu viele Leute unverantwortlich. Es kommen Händler in die Gegend am Viktoriasee, die sich amüsieren wollen. Ihnen ist egal, ob die Frauen aidskrank sind. Und so treffen sie auf Frauen, deren Männer

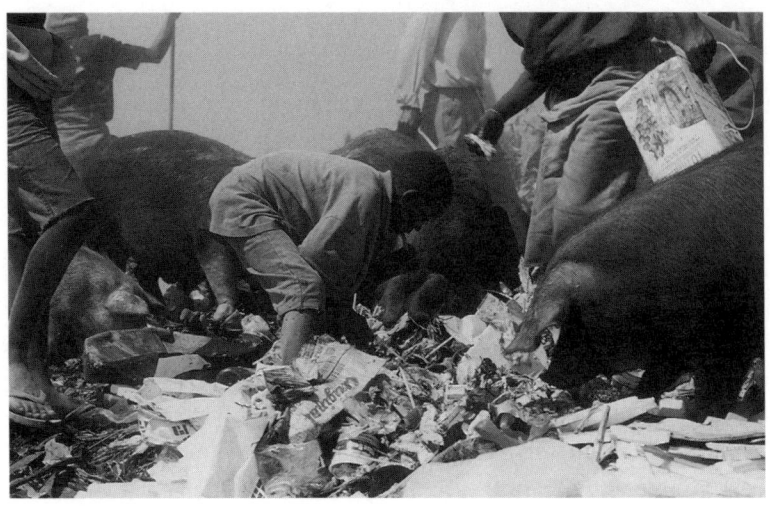

Waisenkinder und Schweine wühlen nebeneinander im Müll.

an Aids gestorben sind und die sich Liebhaber nehmen, um an Geld zu kommen. Es laufen auch genug Straßenkinder herum, die auf niemanden hören wollen. Es gibt keine entsprechenden Studien in Uganda. Vom Nachbarstaat Ruanda wissen wir, für Straßenkinder ist dort Sex schon mit zehn Jahren kein Thema mehr.

Der Pfarrdiener besucht Aidskranke zu Hause, berät sich mit ihren Familien. Sind die Kranken allein, kauft er für sie auf dem Markt ein, was sie brauchen. Manchmal bezahlt er für sie aus dem eigenen schmalen Geldbeutel Seife, Zucker oder Tee. Er besucht regelmäßig die Waisenkinder in einer von zehn Landschulen, die dank Caritas Norwegen eingerichtet werden konnten. Man nennt sie »mobile Landschulen«, weil Halbwüchsige, denen ein normaler Schulbesuch nicht möglich ist, dort nur an zwei Wochen des Monats unterrichtet werden. Die Jungen und Mädchen lernen alles über moderne Landwirtschaft in Afrika, was auch immer darunter zu verstehen ist. Der Pfarrdiener redet den Jungen ins Gewissen, sich nicht mit älteren Frauen einzulassen, weil sie dann leicht auf eine schiefe Bahn geraten könnten.

Es ist beeindruckend, wenn er erzählt, wie er nach den bitteren Erfahrungen mit den eigenen Kindern andere vor Aids bewahren will. »Ich gehe zu den unterschiedlichsten Plätzen in unserer Gemeinde, um mit Leuten darüber zu sprechen, wie man Aids verhindern kann. Auf den Markt, in Kirchen und Bars. Ich rede mit ihnen über sexuelle Enthaltsamkeit, über Treue zum Ehepartner und über Kondome.« Das Gespräch über Kondome fällt ihm bei seinen Landsleuten gewiß nicht leicht. Er ist überzeugter Katholik, und seine Kirche predigt auch in Uganda Enthaltsamkeit. Er führt aus: »Ich selbst rühre Alkohol nicht an. Doch meinen Gesprächspartnern kaufe ich manchmal einen Drink. Ich spreche mit ihnen über alle Probleme einschließlich Sex. Die Leute können Kondome bekommen, aber oft wissen sie nicht, was man damit macht. Ich erkläre ihnen, wie Kondome benutzt werden. Ich persönlich halte nicht viel von Kondomen. Aber wir haben soviel Aids hier, daß ich glaube, die Leute sollten sich schützen. Ich bin glücklich mit dem, was ich tun kann, die Leute leben länger, wenn sie meine Ratschläge befolgen. Aber viele Aidskranke verstecken sich noch immer. Andere wollen gar nicht wissen, ob sie sich bereits angesteckt haben. Männer wollen möglichst viel Spaß mit Frauen haben, deshalb erzählen sie ihnen nicht, daß sie HIV-positiv sind. Und es gibt Frauen, die ihre Ansteckung für sich behalten, weil sie fürchten, sonst ihre Freier zu verlieren.«

»Wir müssen noch offener über Aids reden«, meint der Pfarrhelfer abschließend. »Wir haben ein Sprichwort, nach dem verborgene Wunden nur langsam heilen. Wenn die Leute auf materielle Hilfe hoffen könnten, würden sie sich eher offenbaren.« Noch offener über Aids reden, klingt gut. Dabei herrscht eigentlich die Meinung vor, Uganda sei dank einer dem Thema Aids gegenüber aufgeschlossenen Regierung und dank der NGOs bereits sehr weit vorangekommen. Wie weit das zutrifft, zeigt sich in einem anderen Bereich. Uganda ist nicht nur der Staat, der in Afrika sehr früh den Wert einer offenen Aussprache über alles mit Aids und Sex Betreffende erkannt hat. Uganda hat sich auch als eines der ersten Länder auf dem schwarzen Kontinent mit einem neuartigen Kondom beschäftigt. Dem Kondom für Frauen. In Deutschland, in Europa, ja in den Industriestaaten überhaupt ist es noch weithin unbekannt. Ein Kondom, das Frauen nicht nur vor ungewollter Schwangerschaft schützt, sondern sie gleichzeitig vor der Ansteckung mit Aids oder Syphilis oder Gonorrhöe bewahrt, ist bei uns wenig gefragt. In Entwicklungsländern jedoch wird es zum Teil schon seit Jahren in Apotheken, Drogerien oder Supermärkten ganz selbstverständlich neben den Kondomen für Männer verkauft.

Für Uganda, wie für alle anderen afrikanischen Staaten, wird es sich in den nächsten Jahren als ein wichtiges Mittel zur Verhütung von Aids erweisen. Frauen ist dort eher verständlich zu machen, daß das Kondom wichtig für sie ist. Und die Frauen können mit diesem Kondom selbst die Initiative beim Schutz vor Aids ergreifen.

Das Frauenkondom ist etwas größer als ein herkömmliches Kondom, es besteht aus einem ähnlichen reißfesten, dünnen Kunststoff. Am oberen Ende wird es durch einen beweglichen Gummiring verstärkt, mit dem es vor dem Geschlechtsverkehr in die Vagina eingeführt wird. Tests in Vietnam und in Simbabwe haben ergeben, daß Frauen mit diesem auf sie zugeschnittenen Kondom sehr zufrieden sind.

Uganda ist überwiegend christlich orientiert. Die christlichen NGOs des Landes zögerten anfangs, für Kondome zu werben. Nachdem sich aber abgezeichnet hat, daß ein Überleben zu Zeiten von Aids nur mit Kondom garantiert ist, über-

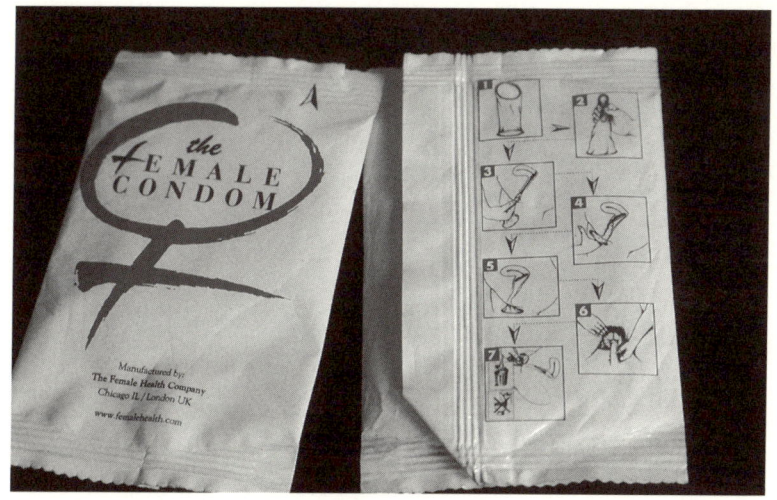

Das Kondom für Frauen. Noch ist es teuer, aber seine Zukunft scheint gesichert.

nahm das Gesundheitsministerium die Federführung bei der Werbung auch für das Kondom für Frauen. Ein Faltblatt wurde herausgegeben, das das Kondom für die Frauen zurückhaltend als »ein zusätzliches Mittel zur Verhütung von Geschlechtskrankheiten und Aids« ausweist. Weder das Faltblatt noch die Kondome für Frauen sind bis jetzt weit verbreitet. Das liegt nicht nur am hohen Preis dieser Kondome. Sie kosten in Uganda fast zehnmal soviel wie ein Kondom für Männer.

Das Faltblatt erklärt das Kondom für die Frau. Dieses Kondom ist etwa 17 cm lang und hat einen Durchmesser von 7, 8 Zentimetern. Es ist gut befeuchtet. In der Regel gelingt es Frauen schon beim dritten Versuch, das Kondom richtig zu plazieren. Die Frauen können das Kondom bereits acht Stunden vor dem Verkehr einsetzen. Es schmiegt sich an die Wände der Vagina an, unabhängig von einer männlichen Erektion. Der Kondomring ist nicht unbequem. Es wurde berichtet, daß er bei manchen Partnern die Lust sogar steigert. Anders als das

Kondom für Männer kann das Kondom für Frauen mehrmals benutzt werden. Es muß allerdings nach dem Gebrauch ausgewaschen werden.

Die für Afrika wichtigste Frage wird im Faltblatt allerdings nicht beantwortet und vielleicht deshalb auch gar nicht gestellt. Sie müßte lauten: Merkt mein Partner, daß ich ein Kondom eingesetzt habe? Natürlich merkt er das, weil den Frauen empfohlen wird, das männliche Glied in die Mitte des weiblichen Kondoms zu plazieren. Der Gebrauch des Kondoms setzt also das Einverständnis des Partners voraus.

In Afrika wollen Männer mit Frauen eigentlich nicht über Sex und schon gar nicht über Kondome reden, egal ob innerhalb oder außerhalb der Ehe. Frauen haben sich zu fügen. Studien belegen, daran hat sich bis heute wenig geändert, wenn auch ein »Man kann offen über alles reden« allmählich sogar den Intimbereich betreffend in Mode kommt. Die jahrelangen Aufklärungsversuche zeigen Wirkung, wenn schon nicht bei den Erwachsenen, dann bei den Schülern. Es gelingt nicht oft, den Gedanken halbwüchsiger Jungen und Mädchen zu folgen. Ein englischer Lehrer war bei einem Aidsseminar für Schüler auf dem Land dabei, in dem 14 bis 16jährige ermuntert wurden, ungehemmt Fragen zu stellen. Der englische Lehrer hat alle Fragen notiert. Er gab später zu: »Ich muß sagen, ich war sehr verblüfft.«

So wollte ein Junge wissen, ob ein Mädchen beim ersten Verkehr Aids bekommen kann, wenn sie tatsächlich noch Jungfrau ist.

Ein anderer Junge meinte, er verstehe nicht recht, warum ein Kondom angeblich das Eindringen des Aidsvirus verhindert. Wenn man doch schon am aufgerichteten Penis deutlich spürt, wenn man Pfeffer auf die Kondomspitze streut.

Ein Mädchen beschäftigte, ob man sich bei einem Mann mit Aids anstecken kann, wenn man sich mit ihm anders als auf die übliche Weise sexuell vergnügt.

Ein anderes Mädchen wollte wissen, woran man merkt, daß der Partner aidskrank ist.

Wieder ein anderes Mädchen interessierte sich dafür, ob eine aidskranke Frau dennoch ein gesundes Kind bekommen kann.

Ein Junge fragte, ohne daß er dabei von anderen ausgelacht wurde, wie das bei Sex mit Tieren sei. Bekommt eine Ziege Aids, wenn sie von einem Aidskranken bestiegen wird? Und wenn sie später geschlachtet wird, kann man ihr Fleisch noch essen oder steckt man sich dann an?

Ein anderes Mädchen gab zu, daß sie nicht genau weiß, was das eigentlich sei, Geschlechtsverkehr. Ob ihr der Lehrer das einmal erklären könne?

Wieder ein anderes Mädchen interessierte sich dafür, was man anstellen müsse, damit ein Mann ein Kondom benutzt.

Der nächste Junge fragte, ob man sich bei einem Zungenkuß das Aidsvirus holen könne.

Der folgende Junge wollte wissen, ob die weitverbreitete Meinung zutrifft, daß Männer sich bei einer Frau dann nicht anstecken, wenn sie den Penis vor dem Samenerguß wieder aus der Scheide ziehen, also bei dem, was wir Coitus interruptus nennen.

Beim Aidsseminar erschöpfen sich die Fragen der Schüler nicht in der Neugier auf Sex. Mädchen wie Jungen sind ebenso interessiert, woher Aids kommt, wie sich das Virus verbreitet, was gegen Aids unternommen wird, ob man das Aidsvirus mit eigenen Augen sehen und ob sich ein Neugeborenes mit der Muttermilch infizieren kann.

Die Meinung, Amerikaner hätten Aids nach Afrika gebracht, wird nicht in entsprechenden Fragen zitiert. Dafür wird eine andere Ansicht wiedergegeben, die mancherorts verbreitet ist. »Es wird behauptet, das Aidsvirus wurde von westlichen Wissenschaftlern zu uns gebracht, damit sie testen können, ob sich eine Medizin gegen Aids verkaufen läßt. Das hat wohl nicht geklappt. Können Sie uns das erklären?«

Was beim Bananenbier dieser Art an Gerüchten entsteht, wird in Afrika nicht breit diskutiert. Über Sexpraktiken jedoch, über geschützten oder ungeschützten Geschlechtsverkehr, über die Vielehe, über Prostitution und Kondome wird mittlerweile geredet und geschrieben, als seien sich inzwischen alle Afrikaner über den Zusammenhang zwischen ihrem Liebesleben und Millionen von Aidstoten und Aidsinfizierten im klaren. Ganz so ist es aber noch nicht.

Wer aufmerksam die Tageszeitungen liest, wird vor allem bei Leserbriefen und den entsprechenden Antworten der Redaktionen feststellen, daß man auf einem guten Weg dahin ist. Das folgende Beispiel stammt aus einer politischen Wochenschrift, in etwa vergleichbar mit der »Zeit« in Deutschland. Eine Leserin fragt: »Ich bin 23 Jahre alt, mein Partner ist 29. Können wir unbesorgt Sex miteinander haben? Mein Partner und ich lieben uns mitunter zweimal am Tag. Meinem Partner genügt das nicht. Er masturbiert zusätzlich. Außerdem möchte mein Partner immer gleich in mich eindringen. Vorspiel interessiert ihn nicht. Was kann ich machen?«

Der Rat der Redaktion: »Viel Sex schadet nicht. Es bereitet Vergnügen. Wenn du keinen Gefallen daran finden würdest, würdest du dir alles mögliche einfallen lassen, um es zu verhindern. Das Masturbieren deines Partners bedeutet eben, daß er sich noch auf eine andere Art befriedigt. Auf diese Weise beruhigt man sich, wenn man aufgeregt ist. Es hat nichts zu bedeuten. Zum Beispiel könnte dein Partner masturbieren, weil er dann besser einschlafen kann. Dein Partner ist eben sehr potent. Das Masturbieren könnte dazu beitragen, daß er dir treu bleibt. Was das Vorspiel angeht, so sag ihm doch, du bekämest damit einen wunderschönen Orgasmus. Frag ihn auch, ob er nicht deine empfindsamen Körperteile streicheln möchte, ehe er in dich eindringt. Wenn gar nichts aus eurer Routine herausführt, mußt du dich damit abfinden, daß er ein simpler Liebhaber ist.« Wohlgemerkt, Zitat aus einer politischen Wochenschrift.

Nach einer langen Zeit übertriebener Sittsamkeit schlägt das Pendel jetzt kräftig in die andere Richtung aus. Die Aidsdiskussion jedoch, die zwangsläufig in eine Diskussion über Sex mündet, bringt Afrika einen guten Schritt weiter auf dem mühevollen Weg zur Gleichberechtigung der Frau. Außerdem läßt sich die freie Rede nur schwer auf einen Bereich begrenzen. Öffentliche Aufklärung wird beispielsweise in Uganda derzeit von mehr als 20 privaten Radiosendern und Fernsehstationen betrieben. Einen Rundfunksender und eine TV-Station beansprucht die Regierung. Wer lesen kann, dem stehen mehr als 30 Tageszeitungen und Magazine aller Art zur Verfügung.

Obwohl die Regierenden unter Demokratie nicht unbedingt das gleiche wie wir verstehen, weil nur eine Partei zugelassen ist, haben sie die in der neuen Verfassung garantierte Rede- und Pressefreiheit bisher nicht angetastet. Die NGOs mit ihren zahlreichen Verbindungen ins westliche Ausland spielen dabei eine wichtige Rolle. Sie brauchen eine freie Atmosphäre, um ungestört arbeiten zu können. Das weiß der Präsident sehr wohl. Ugandas Budget wird annähernd zur Hälfte von ausländischen Gebern finanziert. Die Amerikaner gewähren Militärhilfe, weil Uganda für sie strategisch wichtig ist.

Es sind aber nicht nur politische Freiheiten, an denen sich auf lange Sicht die Spendenfreudigkeit reicher Nationen und verbunden damit die Hilfe internationaler Organisationen orientiert. In Uganda ist Korruption leider weit verbreitet und greift immer mehr um sich. Auch NGOs müssen sich damit auseinandersetzen. Der afrikanische Staat, der wegen seiner vorbildlichen Haltung gegenüber der Aidsepidemie häufig als Musterland Afrikas gepriesen wird, sieht sich mit einemmal schweren Vorwürfen wegen der Bestechlichkeit seiner Regierenden und ihrer Beamten gegenüber. Wenn sich zeigt, daß Hilfsgelder unterschlagen werden, wird das mehr Aufsehen erregen wie erste Erfolge Ugandas gegen Aids, die sich bereits in Zahlen spiegeln.

Jugendliche haben bereits ihre ersten Sexerlebnisse auf einen späteren Zeitpunkt verlegt. Bei Befragungen erklären sie, statt mit zwölf oder 13 Jahren wollen sie sich künftig erst mit 15 oder 16 erstmals sexuell vergnügen. Die Infektionsquote bei schwangeren Frauen, die sich testen lassen, ist von mehr als 30 Prozent auf unter zehn Prozent zurückgegangen. Sexarbeiterinnen berichten, sie machen ihren Kunden den Gebrauch von Kondomen zur Pflicht. Insgesamt gesehen stecken sich weniger Menschen in Uganda mit Aids an, als noch vor einigen Jahren berichtet wurde. Es ist dem Land zu wünschen, daß die rückläufige Statistik nicht trügt und Uganda in diesem Sinn vorbildlich für Afrika südlich der Sahara ist.

Mit Blick zum Himmel gegen Aids

Um kostbare Streichhölzer zu sparen, kniet sich Kunkhada an die Kochstelle vom Vorabend, schiebt eine dicke Schicht Holzasche zur Seite und bläst in die schwach schimmernde Glut. Für die aufflackernden Flammen hält sie dürre Äste bereit. Sie muß bei dem, was ein heiteres Spiel mit dem Feuer sein könnte, öfter innehalten. Immer wieder wird sie von trockenem Husten geschüttelt. Die Luft pfeift ihr aus der Brust, wirbelt den schwarzen Staub auf und verklebt ihr das Gesicht. Mit Schweißperlen von der heißen Stirn reibt sie sich die feine Asche ungewollt auch in die Augen, sie schüttelt sich dann verzweifelt und beugt sich wieder vor, um erneut zu pusten.

Kunkhada hat Ursula Meissner mit einem fröhlichen »Good morning, Sir« empfangen. Das war nicht kokett gemeint, es ist die einzige Begrüßung, die sie in der Schule gelernt hat. Sie glaubt, die gilt für Mann und Frau. Kunkhada ist 15 Jahre alt, doch sie sieht aus wie eine Zehnjährige. Ihr matt glänzender rasierter Kopf mit den ausdrucksvollen Augen wirkt übergroß. Ihr Körper ist mager, die Arme und Beine sind spindeldürr. Hände und Füße sind jedoch sehr ausgeprägt. Das gewaschene Kleidchen mit dem hübschen Halskragen kann den beginnenden Hautausschlag nicht verdecken. Kunkhada hat Aids.

Ihr Schicksal unterscheidet sich wenig von dem 400 000 anderer Kinder in Malawi. Viele sind Vollwaisen wie Kunkhada. Beide Eltern sind an Aids gestorben. Manchmal sind noch Geschwister da, je nachdem, ob Aids gnädig war oder nicht. Kunkhada hat einen älteren Bruder, der sich als Landarbeiter mit einem Tagelohn von umgerechnet einem halben Euro verdingt. Seine Schwester und die Großmutter, die mit ihnen zusammenlebt, müssen deshalb nicht betteln. Das wäre nichts

Ungewöhnliches, da etwa 60 Prozent der zehn Millionen Einwohner Malawis jährlich weniger als 40 Euro verdienen. Ein bettelarmes Land also.

Was Kunkhada eine besondere Stellung verschafft, sind Pateneltern in Bayern, vermittelt über die Hilfsorganisation WORLD VISION. Die Kleine kramt in einer Ecke in der Lehmhütte nach einem Brief, den sie aus Deutschland bekommen hat. Dem zerfledderten Papier ist anzusehen, daß Kunkhada es immer wieder in der Hand hält, obwohl sie den Brief nicht lesen kann. Er wurde auch schon mehrmals naß, »zusammen mit Großmutter und mir in der Hütte«, wie das Patenkind entschuldigend erklärt. Das Grasdach ist nicht wasserdicht. Es gibt keine Schatulle in der Hütte, keine Truhe oder gar einen Schrank.

In Deutschland ist das internationale Hilfswerk WORLD VISION als überkonfessioneller christlicher gemeinnütziger Verein eingetragen, eine deutsche NGO. Allein von Deutschland aus wurden gemäß Jahresbericht von 2001 in 36 Ländern 76 437 Kinder betreut. Die Paten überweisen monatlich 30 Euro, also einen Euro am Tag. Die Patenschaft ist nicht eng gefaßt. Sonst würde sie aus einzelnen Kindern verwöhnte, beneidete und wegen ihrer offensichtlichen Bevorzugung von anderen Kindern oder Geschwistern gehaßte Mädchen und Jungen machen. Patenschaften kommen über das Patenkind hinaus den Familien, den Dorfgemeinschaften insgesamt zugute. Selbst dort, wo die Hilfsorganisation zunächst nur die Schuluniform oder das Schulgeld für ein Kind bezahlt, wird sie sich bald auch des Umfelds annehmen, das nach der gleichen Aufmerksamkeit verlangt.

Pateneltern bekommen immer ein Foto des Kindes, dem sie helfen wollen. Auf dem Foto lächelt es fröhlich, als ob es danke schön sagen will. Die meisten Kinder würden wahrscheinlich weinen, könnten sie ihre Pateneltern in die Arme

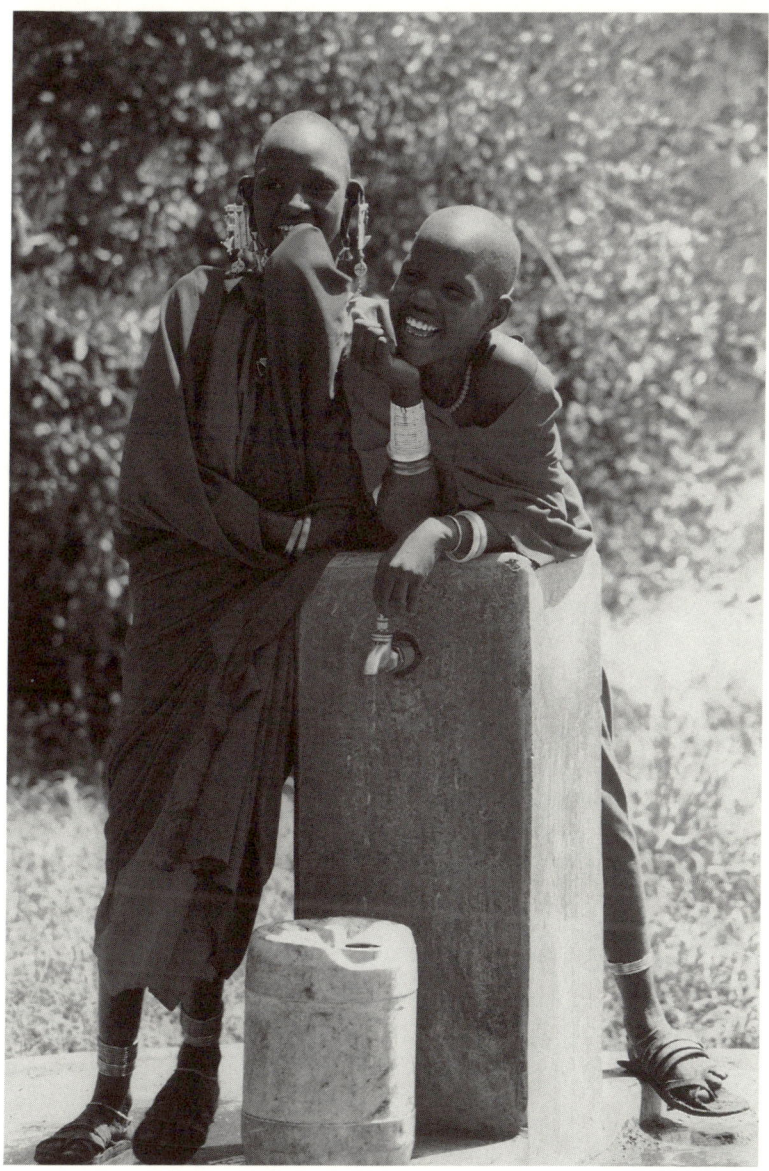

Hier hat WORLD VISION einen Brunnen für einen Massaistamm gebohrt.
Die beiden Mädchen sind überglücklich, daß sie das Wasser für die Familie nicht
mehr über mehrere Kilometer bis in den Kral schleppen müssen.

schließen, sie sind davon überwältigt, wie sich dank Paten ihr Leben verändert. Ihren Alltag als »trostlos«, »elend« oder »entsetzlich« zu beschreiben, wird ihm längst nicht gerecht. Das gelingt nur mit Beispielen, noch nicht mal besonders aufregenden. Sie belegen das, was im Grunde eine Binsenweisheit ist, aber allzu leicht von jener anderen Welt vergessen wird, die selbstzufrieden lebt. Nämlich, daß es woanders ohne Hilfe keine Hoffnung gibt.

Soweit unser Begleiter die verwaschenen Zeilen entziffern kann, übersetzt er die lieben Grüße aus Bayern. Den Brief schickte die Patenfamilie aus dem Skiurlaub nach Malawi. Ursula Meissner versucht vergeblich, Kunkhada zu erklären, was das ist, Schnee und Skifahren. Selbst der Vergleich, daß es in Deutschland manchmal so kalt wie in einem Kühlschrank ist, führt nicht weiter. Die Kleine kennt noch nicht mal einen Kühlschrank.

Ihre Lehmhütte baute die Familie, wie andere Familien auch, als es noch kein Aids gab, auf einen der zahlreichen kleinen Berge dieser Gegend. Eine idyllische Landschaft. Es scheint, als hätte ein Maulwurf irgendwann in der Vergangenheit behutsam Hügel neben Hügel aufgehäuft. Manchmal grünen sie, wie jetzt in der Regenzeit, oder alles verdorrt, weil es monatelang trocken bleibt. Nur dann taucht Malawi vorübergehend in Europa auf den Fernsehschirmen und in den Überschriften der Zeitungen auf. Kunkhada hat eine Freundin Beatrice, acht Jahre alt. Sie pflücken zusammen wilden Spinat, ein Kraut, das sie mitunter vor dem Verhungern bewahrt. Sie sammeln Feuerholz und kochen den Spinat mit Wasser und Salz.

Sie gehen auch zusammen zur Schule. Wenn sie sich morgens treffen, spielen die beiden Kinder miteinander. Spielsachen haben sie nicht. Nicht einmal Bälle wie die Jungs nebenan, die runde Knäuel aus Bananenblättern formen und sich wundern, daß sie nicht richtig rollen. Die beiden Mädchen stellen sich mit dem Gesicht einander zugewandt vor die Hütte und patschen dann fröhlich jeweils der einen, dann der anderen mit ausgestrecktem Arm erst in die linke, dann in die rechte, flache Hand.

Das ist ihr schönster Zeitvertreib. In die Schule nehmen sie Bleistiftstummel mit und kleine, in dünne braune Pappe gebundene Hefte. Ihre Kleider sind auffallend sauber. Saubere Kleider macht die Schule hier anstelle von Schuluniformen zur Pflicht. Für Kunkhadas Kleid hätte der Lohn des Bruders nicht gereicht. Das Kleid wurde von den bayrischen Paten bezahlt, wie die Kernseife, mit der die Kleine es zweimal in der Woche wäscht.

Kinder mit schmutzigen Kleidern schicken die Lehrer unnachgiebig nach Hause. Auch dann, wenn sie wissen, daß Seife für die Familie zu teuer ist. Einen Schulbus, der entfernt lebende Kinder einsammelt, gibt es nicht. Die Kinder laufen barfuß mehrere Kilometer auf einem staubigen, streckenweise mit scharfen Steinen übersäten Feldweg zur Schule. Wenn es stark regnet, rutschen sie auf dem glatten roten Lehm des Untergrunds, als ob er eine Eisbahn wäre. Dann bleiben sie lieber zu Hause. Es wäre zu anstrengend, ohne Schuhe den Weg über die Hügel zu erklimmen und danach hügelabwärts mit nackten Fußsohlen zu bremsen.

WORLD VISION ist es zu verdanken, daß die Kinder hier überhaupt eine Schule haben. Das kam so: Vor einem Jahrzehnt schaffte eine neue Regierung in Malawi das Schulgeld ab. Sie hatten nicht damit gerechnet – und das sollte alle afrikanischen Regierungen nachdenklich stimmen –, daß plötzlich doppelt so viele Kinder zum Unterricht erschienen. Die Schulen waren überfüllt. Kinder dieser Gegend mußten zu Hause bleiben. WORLD VISION baute eine zusätzliche Schule. Besser als irgendwelche Befragungen beweist diese Episode,

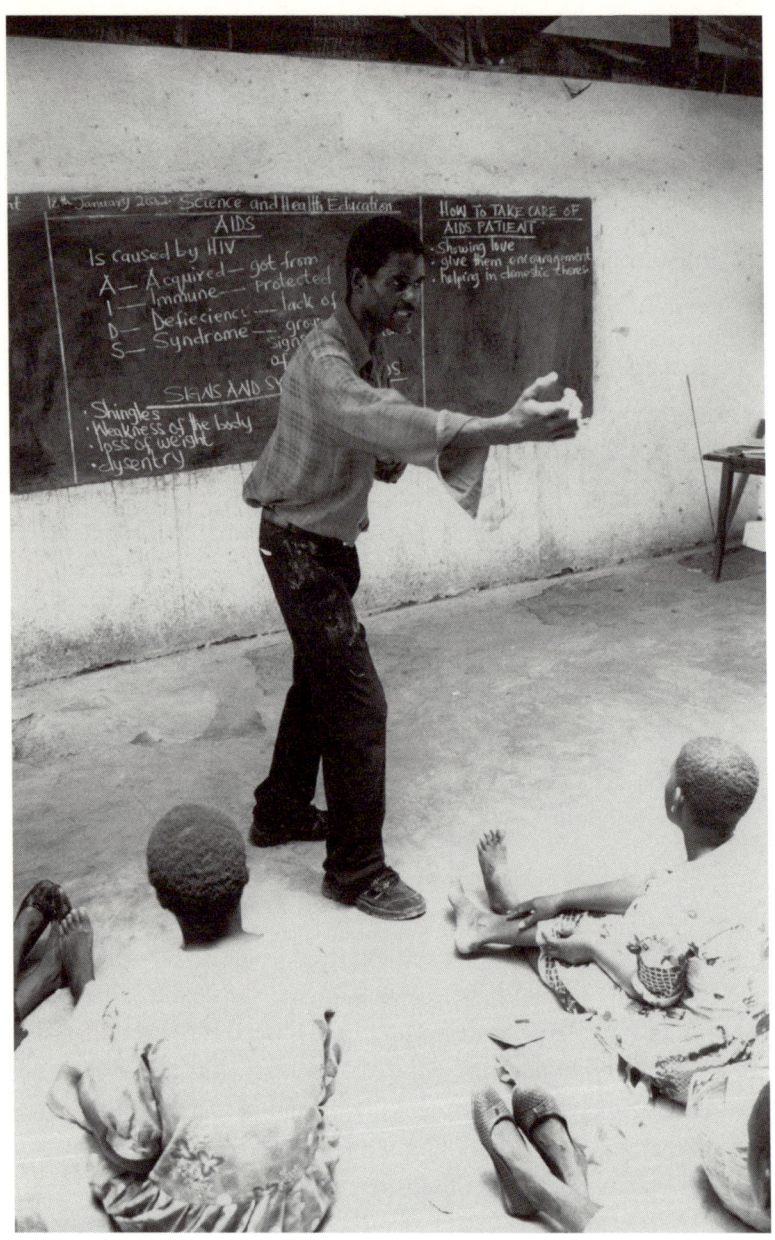

Aidsunterricht in der Schule.

daß die Kinder wißbegierig sind. Die Eltern können nur kein Schulgeld zahlen.

Aber auch dort, wo Patenschaften von WORLD VISION eine Schule finanzieren, kann man diese Einrichtungen nicht mit unseren Schulgebäuden vergleichen. Das warme Klima hilft dabei, Geld zu sparen. Die Klassenzimmer sind überdacht, der Boden ist zementiert. Doch sonst ist die Schule nach allen Seiten offen. Nicht alle Schüler können auf Holzbänken sitzen. Das stört sie aber nicht. Sie kauern ohnehin gern auf dem Boden. Es kann auch nicht jeder Lehrer auf eine große Tafel schreiben, was er den Kindern vermitteln will. Solche Tafeln sind ebenfalls teuer. Es gibt außerdem zu wenig Lehrer. Die Lehrer gehen deshalb während der morgendlichen Schulzeit zwischen den Klassen hin und her, Pendelunterricht.

Gesetzt den Fall, die Regierung müßte wieder Schulgeld einführen, weil sie sonst die Lehrer nicht bezahlen kann, würden Hilfsorganisationen wie WORLD VISION für manche Kinder das Schulgeld übernehmen. Allen zu helfen, ist ausgeschlossen.

Kunkhada muß sich anstrengen, um der Mathematikstunde zu folgen. 2 plus 5 ist 7 lernt sie gerade. Und 3 und 3 ist 6. Bei ihr schreibt die Lehrerin mit Kreide an eine Tafel. Die Erstkläßler nebenan brauchen sie noch nicht, bei ihnen legt die Lehrerin Steinchen auf den Boden. Einmal nimmt sie beim Zählen welche weg, dann gibt sie welche dazu.

Kunkhada lacht nicht so fröhlich beim Rechnen wie die Kleinen. Sie hat gerade mehrere Wochen Unterricht versäumt und kam überdies oft müde in die Schule. Nun spürt sie, daß sie zurückgeblieben ist. Als Folge ihrer Immunschwäche war sie an offener Tuberkulose erkrankt. Sie hatte außerdem ständig Durchfall und verlor immer mehr Gewicht.

Ein richtiges Krankenhaus gibt es im weiten Umkreis nicht, nur eine Behelfsklinik. Von Krankenwagen hat hier noch niemand gehört. Das müßten auch Wagen mit riesigen Rädern sein, damit sie die furchigen Feldwege mit den tiefen steinigen Löchern passieren könnten, ohne daß die Passagiere durcheinandergewirbelt werden. Nicht auszudenken, was geschehen würde, blieben sie irgendwo liegen.

Wer Glück hat, wird wie Kunkhada vom Geländewagen von WORLD VISION mitgenommen. Sonst muß der Patient eben in die Klinik laufen, oder er wird auf einem primitiven Karren herangeschafft, oder von der Familie auf einer selbstgebastelten Trage über viele Stunden zur Klinik gebracht. Manche Patienten sterben unauffällig mangels ärztlicher Fürsorge zu Hause. Insbesondere dann, wenn sie an Malaria mit hohem Fieber erkranken und die Reise zum Doktor eine Reise von mehreren Tagen wäre.

Für die verrosteten Eisenbetten der Klinik müssen die Kranken ihre eigenen Matratzen mitbringen. Das sind meist schmutzige Decken oder schmierige Schaumgummibrocken. Manche liegen auch auf dem blanken Drahtrost. Die Behelfsklinik verköstigt ihre Patienten nicht. Einige Arzneien sind umsonst, bei anderen sollen die Kranken einen Anteil zahlen. Wenn es überhaupt Arzneien gibt. Der Arzt dieser Station sieht es bereits als selbstverständlich an, daß ihm Betreuer von WORLD VISION immer wieder Medikamente kostenlos besorgen.

Kunkhadas Tuberkulose war noch nicht ausgeheilt, ihr Hautausschlag noch offen, und sie hustete immer noch. Sie hatte aber kein Fieber mehr, und der Durchfall war vorübergehend gestoppt. Also mußte sie wieder nach Hause, denn ihr Bett wurde für einen Patienten gebraucht, bei dem Aids schon weiter fortgeschritten war. Die Großmutter hatte für sie daheim in der Hütte gekocht, die Blechnäpfe mit Brei brachte der Bruder dann in die Klinik. Mais, Kartoffeln und Salz hatten die Betreuer von WORLD VISION dafür in einem größeren Paket in der Hütte abgeliefert.

Nach der Schule muß Kunkhada Wasser holen. Sie zieht deshalb ein Kleid an, das schmutzig und verschlissen ist. Die Erwachsenen überlassen in Afrika das Wasserholen den Kindern, denn als sie Kinder waren, mußten sie auch Wasser tragen, sagen sie. Früher schöpfte Kunkhada das Wasser noch aus einem faulig riechenden Tümpel, oder sie mußte stundenlang laufen, um irgendwo Wasser zu finden.

Dank WORLD VISION gibt es jetzt stets sauberes Wasser. Unter Anleitung der NGO wurde ein Brunnen gebohrt, und gleich so, daß ihn alle leicht erreichen können. Dort stellt sich das Patenkind folgsam mit den anderen Kindern an und wartet, bis es an die Reihe kommt. Kein Schildchen weist darauf hin, wem der Brunnen zu verdanken ist. So bescheiden gibt sich die christliche Organisation. Nach wenigen Wochen schien es so, als sei der Brunnen schon immer da gewesen.

Kunkhada balanciert den randvollen Blecheimer auf dem Kopf zur Hütte. Es sind nur wenige hundert Meter. Fühlt sie sich stark, holt sie auch für andere Familien Wasser, gegen ein kleines Entgeld. Das liefert sie bei der Großmutter ab. Die spart für eine neue Decke auf der gemeinsamen Liege. Einen Teil der Hausarbeit könnte die Großmutter der kranken Enkelin abnehmen, sie ist immerhin gesund und noch rüstig. Das tut sie aber nicht, weil sich Großmütter vor allem als Aufsichtsperson begreifen, die dafür sorgen, daß den Kindern nichts geschieht.

Kunkhadas Dorf und 20 andere Dörfer der Gegend hatte das zuständige Büro der Hilfsorganisation nicht zufällig für Entwicklungshilfe ausgesucht. Ortskundige hatten WORLD VISION beraten, wie bei 25 anderen Projekten in Malawi. Der Schwerpunkt ist stets die Hilfe für Kinder. Aids mit allen Folgen macht Fürsorge besonders dringlich. Mit allen Einzelheiten wird ein Budget ausgearbeitet. Die Organisation muß es genehmigen. Damit ist kein Windei gelegt. Wenn Betreuer

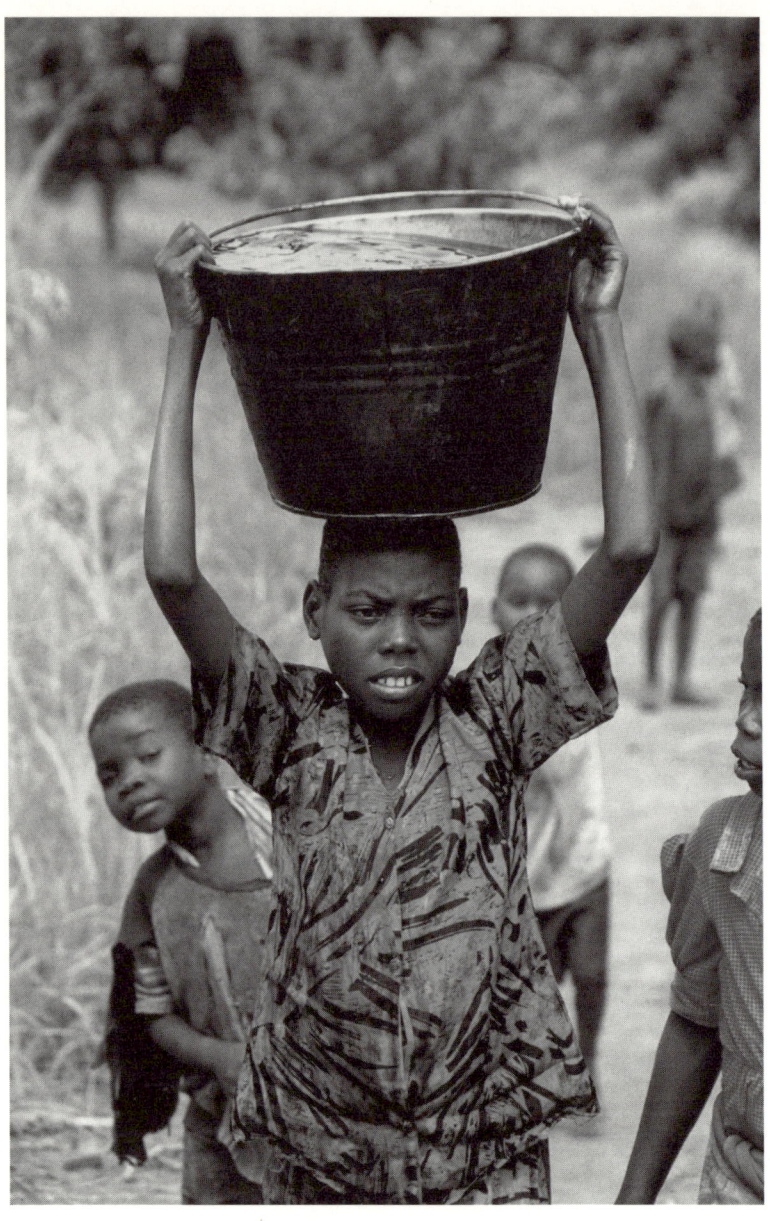

Der Eimer faßt 20 Liter. Die Aidswaise, auch selbst bereits krank, verdient als Wasserträger Geld für den Haushalt, den die Großmutter führt.

durch die Dörfer fahren, nehmen sie stets das Haushaltsbuch mit. Jede Gabe an Kinder oder an Familien, die Waisenkinder versorgen, wird eingetragen und mit den Unterschriften von zwei Helfern bestätigt. Das müssen nicht immer nur Männer sein. Aber es sind Einheimische, das ist selbstverständlich.

Denen mag die Buchführung anfangs fremd gewesen sein, mittlerweile sind sie daran gewöhnt. Sie haben begriffen, daß Pateneltern wissen wollen, was mit ihrem Geld geschieht. Im Büro werden die täglichen Ausgaben mit dem Etat für das Projekt verglichen. Kontrolle der Finanzen steht bei WORLD VISION ganz oben. Sollte es einmal zu Unregelmäßigkeiten kommen, werden Menschen dafür verantwortlich sein, nicht das System. Jahresberichte der Organisation werden Wirtschaftsprüfern vorgelegt und zusammen mit der Auflistung von Einnahmen und Ausgaben veröffentlicht. Schlampereien würden bei Pateneltern und anderen Sponsoren verheerende Folgen haben. Afrikas Regierungen könnten sich ein solches

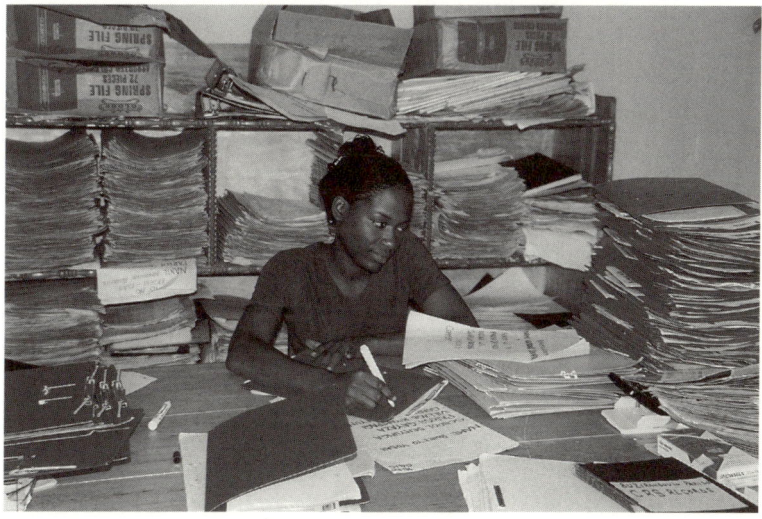

Auf den ersten Blick wirkt es übertrieben. Aber nur bei penibler Buchführung können Hilfsorganisationen die einwandfreie Verwendung ihrer Spenden garantieren.

Verfahren getrost zum Vorbild nehmen. Leider denken die nicht daran.

Menschen helfen, auch wenn es Kinder sind, ist nur nach Erdbeben, Überschwemmungen und anderen Katastrophen spektakulär. Im Alltag lassen sich damit keine Schlagzeilen machen. Es ist nicht verwunderlich, daß WORLD VISION ohne weltweites Aufsehen entstand. Wie es dazu kam, schilderte Bob Pierce, der Gründervater. Mit der Zeit wurde seine Geschichte zur Legende. Das ist wichtig, da Amerikaner in der Mehrzahl für Hilfe im Ausland taube Ohren haben. Nicht, weil sie meinen, jeder sei sich selbst der nächste. Sie verlangen, daß die anderen nicht nur die Hand aufhalten.

Als junger, frommer Amerikaner unterrichtete Robert Willard Pierce, kurz Bob genannt, 1947 auf einer kleinen, dem chinesischen Festland vorgelagerten Insel in einer Missionsschule chinesische Kinder. Bob war damals 32 Jahre alt. Eine seiner Schülerinnen erzählte ihrem Vater, sie glaube jetzt an Jesus Christus. Der Vater prügelte sie und jagte sie fort. Sie suchte Trost bei der Ehefrau des Leiters der Schule, die selbst sechs Kinder hatte. Die erklärte sich zunächst außerstande, mit ihrem mageren Haushaltsgeld noch für ein siebtes Kind zu sorgen.

»Alles, was ich im Augenblick besitze, sind fünf Dollar«, jammerte Bob Pierce. »Das genügt fürs erste«, war die Reaktion der Frau. »Wenn du mir von nun an jeden Monat die gleiche Summe schickst, kümmere ich mich um die Kleine, und sie kann zusammen mit meinen Kindern in der Küche schlafen.« So entstand Bob Pierce zufolge die Idee der Patenschaft. Später, als Berichterstatter im Koreakrieg, griff er diesen Gedanken wieder auf. Er schilderte seinen Landsleuten in den USA das entsetzliche Elend koreanischer Kriegswaisen. Als Christ unter Christen fand er ein erstaunliches Echo und gründete WORLD VISION mit seinem Stammhaus in den USA.

Ein halbes Jahrhundert später ist WORLD VISION im internationalen Vergleich die größte private Hilfsorganisation auf christlicher Basis. Heute wirkt sie schon in fast 100 Staaten. Folgt man ihrer Statistik, dann hat sie innerhalb eines Jahres 75 Millionen Menschen mit ihren Hilfsmaßnahmen erreicht, darunter fast zwei Millionen Kinder. Die Organisationen sind heute alle partnerschaftlich miteinander verbunden. Seinen Erfolg verdankt WORLD VISION nicht irgendeiner Kirche oder Religionsgemeinschaft, der sie sich als Aushängeschild angedient hätte. Der überkonfessionelle Charakter bleibt stets gewahrt.

Es gibt in der Neuen Welt auf der anderen Seite des Ozeans ein Lied, das besonders Studenten begeistert singen, ohne sich gleich als Supermänner zu fühlen. Es beginnt mit den Worten »Where in the world but in America«: Wo sonst auf der Welt, wenn nicht in Amerika. Sie fassen sich dabei an der Hand, bekommen feuchte Augen und denken vermutlich an ihre Urgroßväter, die den Mut zu etwas Neuem hatten.

Wo sonst auf der Welt, wenn nicht in Amerika, könnte eine Hilfsorganisation von dem gleichen unbändigen Erfolgswillen durchdrungen sein, der Coca Cola, McDonald's und schließlich den Chiphersteller Microsoft großgemacht hat, gepaart mit dem, was sie »effciency« nennen. Wir sagen Effizienz und können uns darunter nichts Richtiges vorstellen. Im Amerikanischen werden mit diesem einen Wort Tüchtigkeit, Fleiß, Ansporn zu Leistung und Sparsamkeit sowie praktisches Denken zusammengefaßt. Bei WORLD VISION kommt noch Gottvertrauen und christliche Nächstenliebe als Motivation für das Helfen hinzu.

Effizienz läßt sich nicht in Verwaltungssprache fassen und ihm werden Paragraphen nicht gerecht. Unausgesprochen durchweht stets etwas vom Geist des Mutterhauses die WORLD VISION-Büros in anderen Ländern. Ich habe in Afrika zahlreiche Büros der Hilfsorganisation besucht und dabei erstaunliche Beispiele von »efficiency«, gepaart mit dem Glauben an Gott, erlebt.

Um besser zu verstehen, was eine christliche Hilfsorganisation wie WORLD VISION am heutigen Afrika fasziniert, scheint es mir wichtig, Afrika unmittelbar zu erleben. Das meint nicht, sich elende Hütten anzuschauen, mit Patenkindern zu reden und Aidskranke danach zu fragen, ob sie noch hoffen. Die Seele eines Landes offenbart sich einem darin nicht.

Nicht wir, sondern die Kirchen haben den engsten Kontakt zur Bevölkerung, gestehen die Regierenden in den Hauptstädten. Neunzig Prozent der Leute gehen am Wochenende in die Kirche. Da fühlen sie sich zu Hause.

Wochenende am Viktoriasee. Nach 15 Jahren Bauzeit mit Spenden von weit her wurde gerade eine riesige Betonkirche mit bunten Glasfenstern fertiggestellt. Die Architektur weist ins Afrika des Jahres 3 000. Feingemacht drängen die Katholiken zum sonntäglichen Gottesdienst. In Deutschland sieht man das nur noch an den hohen Feiertagen. Wer die Predigt des Pfarrers stört, weil er mit seinem Nachbarn flüstert, wird gleich von mehreren mit strengen Blicken und ausgestrecktem Zeigefinger auf dem Mund zur Ruhe ermahnt.

Alles folgt einem genauen Reglement. Jeder hat ein Gebetbuch vor sich auf der Bank liegen, Liedertexte werden außerdem verteilt. Die Kirchgänger lassen sich auf der Straße ungern ansprechen. Das ist Europa nachempfundenes, städtisches Afrika, repräsentiert bislang von nur einem ganz kleinen Teil der Bevölkerung. Achtzig Prozent leben nach wie vor auf dem Land, ihnen wollen wir uns zuwenden.

Eine langgestreckte Wellblechbaracke am Stadtrand haben andere Gläubige selbst errichtet, finanziert aus mühsam Zusammengespartem. Würde nicht die alte Hammondorgel bis nach draußen schallen und würden nicht Frauen, Männer und

Kinder vor der Eingangstür beten, weil es drinnen überfüllt ist, niemand würde dieses Gebäude, das einer Lagerhalle ähnelt, für eine Kirche halten. Ab und zu kommen Mütter mit hochgesteckten farbigen Kopftüchern und zappelnden Babys heraus, die sie auf dem steinigen Grund abhalten, wie es sonst vor der Hütte üblich ist. Wenn die Kleinen ausgeplätschert haben, drängen sich die Mütter mit ihnen zurück zum Gottesdienst. Zwei, drei Stunden waren sie aus ihren Dörfern hierher unterwegs. Ebensolange wird es dauern, bis sie wieder zu Hause sind. Nur vier wacklige Fahrräder lehnen an der Kirchenmauer. Alle sind es gewohnt, viele Stunden zu Fuß zu gehen.

Da sie sich ihre Kleinen auf dem Rücken festgebunden haben, können die Mütter beim Singen wie die anderen klatschen. Der Boden der Kirche ist noch nicht zementiert. Ein Sandhaufen im Kirchenschiff, gleich am Eingang links, deutet darauf hin, daß es bald geschehen soll. Eine Regenzeit mit Lehmboden hat die Gemeinde bereits hinter sich. Das war bestimmt sehr unangenehm. Als Schmuck hat jemand zwei Pflanzen vom Feld geholt und in kleine Töpfe gesteckt. Jetzt wundert er sich wahrscheinlich, warum sie die Blätter hängen lassen. Den Pastor sehen die meisten Kirchgänger nicht, weil er auf einer Ebene mit ihnen amtiert. Ein Podest für ihn wird es irgendwann geben.

Erst folgt die Hammondorgel, dann wieder Gesang. Beides ist erstaunlich aufeinander abgestimmt, so hinreißend, daß man mitsingen oder sich wie die Gemeinde rhythmisch mit dem Oberkörper wiegen möchte. Jene, die in den wenigen Holzbänken sitzen, wippen sogar mit den Knien. Frauen und Männer, darunter viele junge Leute, rufen inbrünstig immer wieder »Hallelujah!«. Kinder klatschen, ohne daß es ihnen verübelt würde.

Drei bis vier Stunden dauert dieser sonntägliche Gottesdienst, manchmal sogar noch länger, weil zwischen dem Singen und Beten und nach der Predigt Gelegenheit zu einem persönlichen Gespräch mit dem Pastor vorgesehen ist. Dann wird nochmals gebetet. Der Pastor mahnt: »Ihr müßt Gott folgen.« Das Echo ist ein jauchzendes »Ja!«. Beim Pastor suchen sie Rat für Eheprobleme, sie fragen ihn wegen Aids, sie wollen wissen, ob es bald regnen wird. Frauen und Männer brauchen jemanden, mit dem sie sich aussprechen können.

Das Prinzip ist einfach. Bietet eine Organisation wie WORLD VISION in Afrika neben praktischer Hilfe auch noch seelische Betreuung an, ist der Ansturm enorm. Das ist denen, die Hilfsprogramme aufstellen, bewußt. Für christliche Helfer ist es ein besonderer Ansporn.

Was wird aus den Patenkindern? Je nach Veranlagung kommen sie später auch allein recht gut voran. Zum Beispiel Joseph, inzwischen schon fast ein junger Mann. Er mag 16 Jahre alt sein. Er scheint fleißig zu lernen. Auf seinem Fensterbrett steht eine kleine billige Uhr mit einem Herzen in der Mitte des Zifferblatts. Ein Geschenk der Schule für besondere Leistungen. Außerdem besitzt er ein ziemlich verrottetes, elektrisches Bügeleisen mit einem Kabel ohne Stecker. Am Kabel nagen offensichtlich Ratten oder Mäuse. Joseph ist überhaupt nicht verlegen. Er bügelt damit seine Schuluniform, erklärt er, denn er will ordentlich aussehen. Joseph war ein deutsches Patenkind.

Er wohnt in einem Schuppen am Rand der Stadt mit den großen Kirchen. Seine Eltern und zwei kleine Schwestern leben in einem 70 Kilometer entfernten Dorf. Alle sechs Monate besucht er sie für ein paar Tage. Er hofft, daß dann nicht gerade wieder jemand in der Familie Malaria hat. Das dämpft die Freude des Wiedersehens. Diese Art von Malaria kommt und geht, auch Joseph hatte sich schon als Kind infiziert. Neuerdings verteilen NGOs Moskitonetze. Damit soll es besser werden.

Immer wenn er Fieber hat, muß Joseph eine Woche lang im Schuppen bleiben. Er schluckt dann Aspirin oder Chloroquin, wenn es Tabletten in der Apotheke gibt. Sie sind glücklicherweise spottbillig. Er ist sehr schwach bei Malariaanfällen, Freunde müssen dann für ihn einkaufen. Wenn sich bei seinen Freunden daraufhin Malaria einstellt, besorgt er wiederum für sie die Tabletten. Im berüchtigten »Malariagürtel« in der Mitte Afrikas stecken sich die meisten schon als Kinder an. Bis heute werden in manchen Gegenden mehr Malariatote als Aidstote beklagt. Aids macht nur mehr von sich reden.

Joseph liebt die Deutschen. Sie zahlten ihm schließlich als Patenkind die Schuluniform und die »boarding school«, eine Art Ganztagsschule, wo er nach dem Unterricht zu essen bekam. Sein größter Wunsch ist es, eine Universität zu besuchen. Er hofft, daß ihm jemand dabei helfen wird. Stolz zeigt er ein ziemlich abgegriffenes Buch, von dem ich nicht weiß, ob er es jetzt schon benutzt oder ob er es für später aufbewahrt. Es wurde von einem Hans Beyer verfaßt, von einem Verlag in Leipzig in englischer Sprache gedruckt und beschäftigt sich mit organischer Chemie. Ein Aufdruck zeigt, es kam vor mehr als einem Jahrzehnt als Geschenk des Erziehungsministeriums der Deutschen Demokratischen Republik nach Afrika. »Your people?« fragt Joseph, deine Leute?

Die Effizienz der Hilfsorganisation zeigt sich auf unterschiedliche Weise. Da gibt es zum Beispiel in Nairobi, der Hauptstadt Kenias, einen Chef für Kommunikation im zentralen afrikanischen Büro von WORLD VISION. Bei ihm meint man, er sei dabei, das technische Zeitalter zu überrunden. Er ist Europäer. In seinem Zimmer entdecke ich drei Computer mit Internetanschluß. Dazu mehrere Telefone, UKW-Empfänger und Schreibmaschinen, jede Menge Ablagen und Ordner. Wie viele Sekretärinnen stehen ihm bei? Keine einzige. Er ist

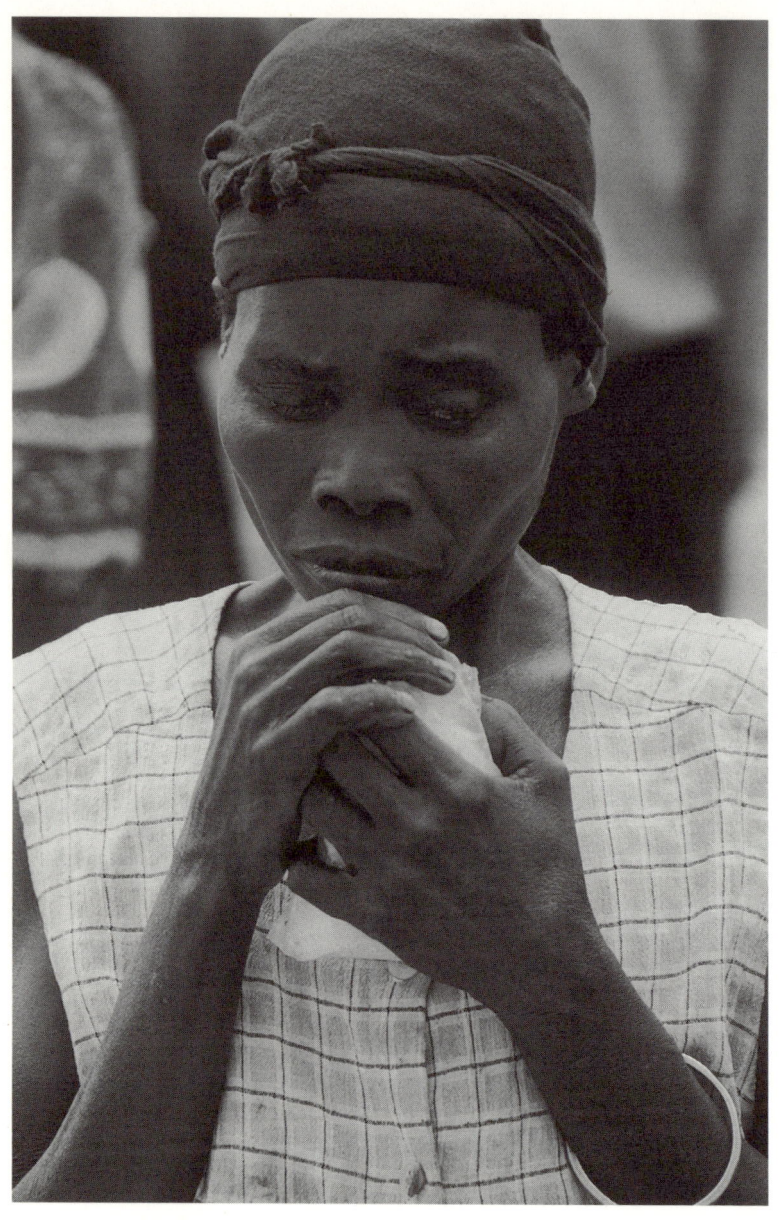

Salz ist kostbar, besonders dort, wo es kein Salz gibt,
ist Salz noch teurer als bei uns echter Kaviar.

158

tatsächlich Alleinunternehmer. Für die Afrikaner ein Wundermann.

In Nairobi muß die Hilfsorganisation einen eigenen Sicherheitsdienst unterhalten. Die örtliche Polizei wird mit der Kriminalität nicht fertig. Draußen im Land fallen mir Wächter auf, die die Büros von WORLD VISION mit Pfeil und Bogen bewachen, als ob sie in Bananenhainen die Zeit der Schußwaffen verschlafen hätten. Ich lasse mich belehren. Die Bogenschützen sind billig und gefürchtet. Sie waren vorher bei der Polizei. Als Jäger hatten sie den anderen im Dorf gezeigt, daß sie selbst auf größere Entfernung noch treffen, auch wenn es dunkel ist.

Ein Büro der Organisation im Busch hat es geschafft, für seine Helfer einige Fahrräder zu besorgen. Damit sind entfernte Hausbesuche möglich. Wie stellt man es an, daß die Mitarbeiter die Fahrräder so pfleglich behandeln, als ob es ihre eigenen wären? Indem man ihnen sagt, drei Jahre lang dürft ihr die Fahrräder nur im Auftrag von WORLD VISION fahren, danach könnt ihr sie behalten.

Die Büros von WORLD VISION in Kleinstädten, die eigentlich nur Dörfer sind, bilden das Rückgrat, ja die Seele aller Hilfsaktionen. Ich bat dort stets darum, das Zimmer des Buchhalters sehen zu dürfen. Wer gerade aus dem Busch oder der staubigen Steppe kommt, reibt sich die Augen. Als sei ein deutscher Beamter vorbeigekommen und habe gute Ratschläge erteilt, stehen Dutzende von Leitzordnern sauber aufgereiht in Regalen an der Wand. Einnahmen und Ausgaben sind genau registriert, dazu die Belege.

Im Norden von Uganda, an der Grenze zum Sudan, hat WORLD VISION seine, wie ich meine, erstaunlichste Aktion in Afrika jetzt fast beendet. Eine Anstrengung, die in den USA und in Europa mehr Beachtung verdient hätte. Auch die WORLD VISION-Sektion Deutschland war daran beteiligt. Während der letzten Jahre wurden dabei an die 6 000 ehemalige Kindersoldaten und verzweifelte junge Mädchen betreut. Bewaffnete Rebellen hatten die Kinder aus Uganda verschleppt und sie zum Waffendienst gezwungen. Die Mädchen wurde zur Hausarbeit herangezogen. Irgendwann konnten sie flüchten oder wurden Jahre später nach Hause geschickt. Es war sehr schwierig, sie wieder an ein normales Leben zu gewöhnen und mit ihren Familien zusammenzubringen.

Heute kommen nur noch wenige Rückkehrer ins Lager. Melissa, jetzt 14, wurde als Elfjährige verschleppt, wie andere auch öfter vergewaltigt und einem Rebellenführer für Haushalt und Bett zugeteilt.

Sie hat ein Baby mitgebracht. Eine Betreuerin von WORLD VISION hilft ihr, das schreckliche Trauma zu überwinden. Während sie mit mir spricht, schaut Melissa sich immer wieder um, ob da auch wirklich niemand zuhört, vor dem sie sich fürchten müßte. Die Hilfsorganisation sucht jetzt Melissas Eltern. In der Umgebung wird zwar immer noch geschossen, doch angeblich soll bald Frieden sein. Das haben die Politiker schon häufiger behauptet.

Auf Gott vertrauen, mit Blick zum Himmel helfen, ist eine Sache, sich dabei ein Ziel zu setzen, das vor Übertreibungen schützt, ist etwas anderes. Mir scheint, WORLD VISION ist das mit der »Initiative Hoffnung«, dem gerade begonnenen, größeren Engagement in Sachen Aids zunächst geglückt. Vorbeugen, Helfen, Fürsorgen sollen die drei Wegweiser für die praktische Arbeit sein. Entsprechend den Verhältnissen in den afrikanischen Ländern, wo WORLD VISION aktiv ist, können die Mitarbeiter das Beste daraus machen.

Das ist kein christlicher Fundamentalismus, wie er beim Gründervater Pierce vielleicht spürbar war, kein Missionieren um jeden Preis. Statt dessen registriere ich eine Bibelaktion beim Mutterhaus. WORLD VISION Amerika hat sich mit dem größten Bibelverleger der Welt zusammengetan, mit der

Firma Zondervan, außerdem mit der Internationalen Bibelgesellschaft. Gemeinsam bieten sie jedem, der während einer begrenzten Zeit in Amerika bei ihnen eine Bibel kauft, eine weitere kostenlose Bibel als Geschenk für jemanden im Ausland an, zum Beispiel in Afrika. Die geschenkte Bibel wird verschickt, sie liegt in neun Sprachen vor. Die Aktion gilt für eine Million Bibeln.

Warum hat WORLD VISION neuerdings mit der großen Aktion gegen Aids unter dem Namen »Initiative Hoffnung« begonnen und sich zuvor nur begrenzt mit Aids beschäftigt? WORLD VISION ist damit nicht allein. Andere Hilfsorganisationen werden dies nachträglich ebenfalls gefragt. Die Antworten sind vielfältig. Zum einen müssen die Hilfsorganisationen stets darauf bedacht sein, sich mit ihren Aktivitäten der Politik des jeweiligen Landes anzupassen.

Die meisten afrikanischen Regierungen wollten zunächst nicht wahrhaben, welche Bedeutung Aids mittlerweile zukommt. Es gab auch in den Heimatländern der Organisationen keine breiten Initiativen, die danach fragten, warum Aids in Afrika kein Thema für sie sei. Weitaus wichtiger scheint mir jedoch, daß mit Aids und seinen Folgen etwas ganz Neues auf die Hilfsorganisationen zukam, dem sie zunächst nicht gewachsen waren. Mit bloßem Helfen war es plötzlich nicht mehr getan, angesichts der unglaublichen Dimension dieser Epidemie gerade in Afrika. Alle brauchten Zeit, sich zurechtzufinden.

WORLD VISION kam zugute, daß sie seit jeher notleidenden Kindern hilft. Die Organisation begann deshalb schon vor einem Jahrzehnt in Uganda mit einem Hilfsprogramm für Waisenkinder, deren Eltern an Aids gestorben waren. Bis zur großen Anti-Aids-Kampagne vergingen einige Jahre. Es war nicht abzusehen, ob es nicht doch einen Impfstoff geben würde oder eine billige Medizin, mit der man Aids heilen konnte. In einer weltumspannenden Organisation, in der viele mitreden dürfen, dauert es letztlich lange, bis eine gemeinsame neue Strategie entwickelt ist.

Konflikte mit dem eigenen Christentum, wie sie etwa bei Katholiken und Lutheranern in Afrika durch die starre Haltung mancher Bischöfe zum Thema Kondome vorgegeben sind, vermeidet WORLD VISION. Dem ist ein ABc für Christen bei der Kampagne gegen Aids vorgeschaltet. A steht für »abstain«, also Enthalten, B gilt für »be faithful«, also dem Partner treu sein, das c wird klein geschrieben. Kleines c meint »condom«, bei uns mit K geschrieben.

Das kleine C soll zeigen, daß Kondome für die Hilfsorganisation an letzter Stelle stehen. Vorbeugen, Pflegen, Fürsorgen bleiben die Wegweiser für die große Strategie. Wie man sich beim Vorbeugen als christliche, überkonfessionelle Organisation zu dem heiklen Thema Kondome stellt, erläuterte ein Sprecher für WORLD VISION aus Anlaß der letzten Aidskonferenz in Barcelona. So deutlich wie Ken Casey, der neue Leiter des internationalen Aidsprogramms der Hilfsorganisation, hatte sich vorher noch kein Sprecher von WORLD VISION geäußert.

Sein bedingtes Ja geht weit genug, um die Vereinten Nationen und die ihnen verbundenen internationalen Organisationen zufriedenzustellen. Sie finanzieren schließlich manches Projekt mit. Ohne Christen vor den Kopf zu stoßen, die ihre Kirchenoberen zwar als zu konservativ ansehen, die aber ihre Religion deshalb nicht aufgeben wollen. Der Sprecher von WORLD VISION sagte in Barcelona wörtlich:

»Wir geben zu, daß es in vielen Fällen notwendig sein kann, besonders dort, wo HIV/Aids weit verbreitet ist, den richtigen Gebrauch von Kondomen zu fördern, wenn man damit Leben retten kann.«

Danach, beschwichtigend wohl an jene gerichtet, die sich schwer damit tun:

»Wir sagen damit nicht, daß der Gebrauch von Kondomen moralisch auf eine Stufe mit Enthaltsamkeit gestellt werden kann. Aber Christen glauben an die Heiligkeit des Lebens. Die kann dadurch erhalten werden, indem der physische Schaden, bedingt durch ungeschützten Geschlechtsverkehr, gemindert wird. Gleichzeitig bemühen wir uns unter sehr schwierigen Bedingungen um eine Änderung der Verhaltensweisen.«

In Barcelona wurde ein blaues Kondom als offizielles Kondom der Konferenz verteilt. Ein Werbegag der Firma Benetton. Ich hätte mir gewünscht, die Vereinten Nationen hätten eine afrikanische Schüler-Tanzgruppe eingeflogen. Eine von denen, die mit der Unterstützung von Hilfsorganisationen wie WORLD VISION auf originelle Weise versuchen, ihre Mitschüler über Aids aufzuklären und sie vor den Folgen lockerer Sexpraktiken zu warnen. Eine solche Tanzgruppe wäre in Barcelona ein Hit gewesen. Für Kondome hatten die 15 000 Aidsexperten nur ein müdes Lächeln übrig. Das Thema ist für sie erledigt. Es geht nur noch darum, wie viele Millionen Kondome wann wohin geliefert werden und wer sie bezahlt.

Aufklärung mit Tanztheater ist weit verbreitet in Afrika, weil das billig und noch dazu unterhaltsam ist. Außer Schülern wirken auch Erwachsene oder Studenten mit, die sich nebenbei Geld verdienen. Die nennen sich dann gleich Dramagruppe. Der Aidstanz beginnt in der Regel mit einem Mann und einer Frau, die zusammen glücklich sind. Manchmal wird eine Hochzeit gemimt, damit alle wissen, die beiden sind ein Ehepaar. Sie können auch kleine Kinder haben. Als Publikum laden die Lehrer die ganze Schule ein, auch wenn die Kleinsten das Tanztheater nur lustig finden. Sie hören zumindest schon mal von Aids. Der Schulhof, eine Wiese oder der in Afrika für vieles so beliebte Platz unter einem großen Baum mit einer ausladenden, schattenspendenden Krone dient als Bühne.

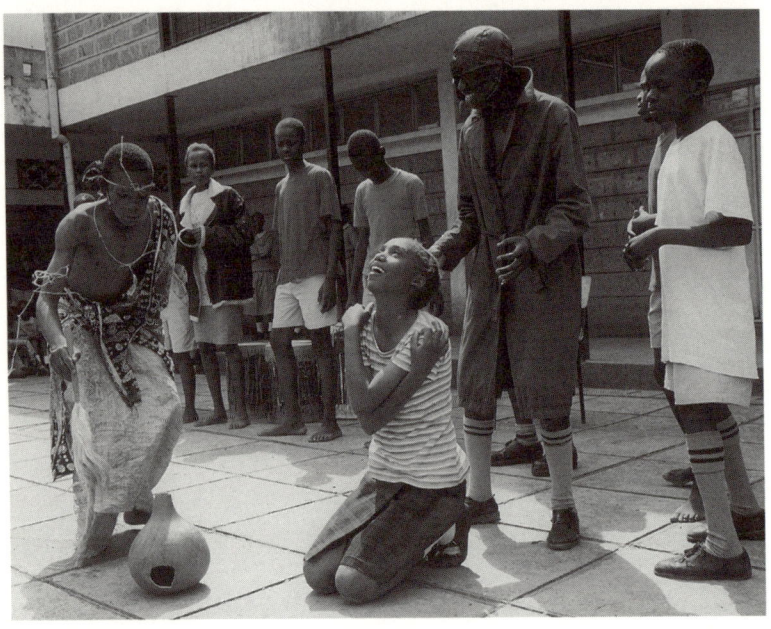

Aidstheater im Schulhof. Mit Spielszenen läßt sich Kindern am besten vermitteln, wie gefährlich das Virus ist.

Es gibt Kinder-Tanzgruppen in den Städten, die so erfolgreich sind, daß sie von Schule zu Schule ziehen. Auf dem Land geht das nicht, dafür sind die Entfernungen zwischen den Schulen zu groß. Auch Erwachsene amüsieren sich beim Tanztheater. Es gibt Extravorstellungen für sie.

Meistens begleiten singende Mädchen und Jungen die Szenen auf der Bühne. Sie reihen sich barfuß neben den Darstellern auf. Sie singen kein einstudiertes Lied, geschweige denn eine Moritat. Sie jubeln, weinen, lachen, stöhnen, kreischen und trillern, wie es die Handlung verlangt. Trommler sind sehr begehrt, aber die lassen sich immer bezahlen.

Hauptperson ist der Dämon Aids. Auf dem Land schwärzt er sein Gesicht mit Asche. In der Stadt genügt ihm eine schwarze Plastiktüte für seine Maske. Gelbe Overalls, wie sie

Mechaniker tragen, sind als Dämonkleidung sehr begehrt. Sonst tut es auch ein dunkler, langer Mantel, der auf die Kinder erschreckend wirkt. Bei allen anderen Figuren wird nur darauf geachtet, daß die Kleidung nicht dem Charakter der Figur, die sie darstellen soll, widerspricht. Ein Naturheiler etwa darf nicht als Witzfigur erscheinen. Er ist schließlich eine Respektsperson. Ärzte kommen sehr, sehr selten vor im Aidstheater.

Die Handlung ist immer einfach, damit die Pantomimen verständlich bleiben. Mann und Frau sind glücklich, sie feiern miteinander. Andere Frauen kommen hinzu, mit denen der Mann anfängt zu flirten. Da taucht auch schon der Dämon auf, der den Mann mit seinen Freundinnen umkreist. Der Dämon greift nach dem Mann, nach seiner Frau, nach einer Freundin, alle werden krank. Sie winden sich. Der Naturheiler kommt, er kann augenscheinlich nur Schmerzen lindern. Wurzeln werden zubereitet. Aber nichts hilft. Der Dämon ist überglücklich. Die Kranken bleiben liegen. Manchmal kauern neben ihnen weinende Kinder.

Das Schicksal dieser Waisenkinder braucht niemand auf die Bühne zu bringen. Die Kinder ahnen ohne Theater, wie schwierig es für sie sein wird, wenn sie plötzlich wegen Aids keine Eltern mehr haben. Heime für Waisenkinder werden von Afrikas Regierungen und den privaten Hilfsorganisationen abgelehnt. Zum einen könnte sie niemand bezahlen, zum anderen widersprechen sie der Tradition, die der Familie den Vorrang gibt, sei es die leibliche Familie oder Adoptiveltern, wenn keine andere Möglichkeit besteht.

Für die Großfamilien, wie auch Afrika sie bisher nicht kannte, entwickelt WORLD VISION zusammen mit anderen Organisationen geeignete Hilfsprogramme. Die Vereinten Nationen unterstützen sie dabei. Ohne diese Hilfe würde es demnächst Millionen Straßenkinder geben. Daran können auch jene Politiker kein Interesse haben, die schon jetzt von einer Waisenkinderkrise sprechen, aber zu wenig dagegen tun.

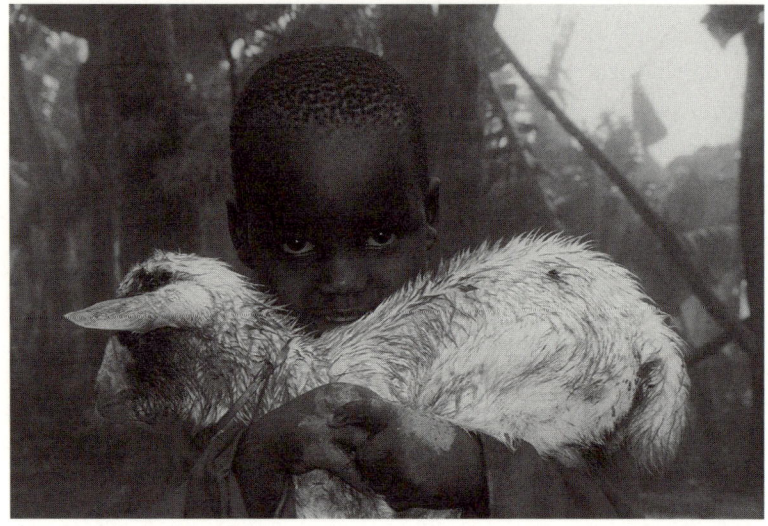

Eine trügerische Idylle. Der kleine Junge ist Vollwaise, beide Eltern starben an Aids. Den afrikanischen Staaten im Süden der Sahara ist es unmöglich, Millionen Waisenkinder ohne fremde Hilfe zu versorgen.

Die Aidsschleife
Ein Orden, den sich jeder selbst ansteckt

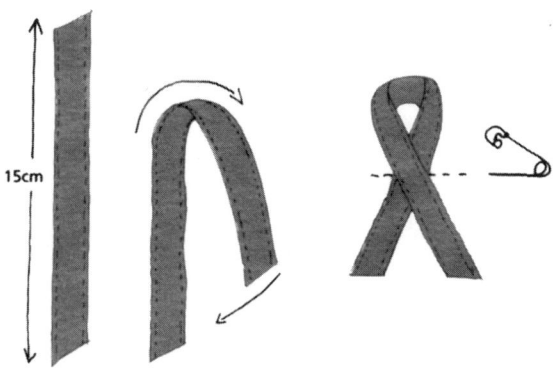

Nicht nur Modeschöpfer haben geniale Ideen. Geniale Ideen sind oft genial einfach. Vor einem Jahrzehnt konnte man weder in Europa noch in den USA davon ausgehen, daß Aids nur ein Schreckgespenst bleiben würde. Prominenten und weniger Prominenten, die sich für Kampagnen gegen Aids verwendeten, mangelte es an einem Symbol als Zeichen ihres gemeinsamen Engagements für eine gute Sache.

Eine kleine Gruppe Frauen und Männer eines New Yorker Wohltätigkeitsvereins saßen im April 1992 zusammen und redeten wie so oft über Aids. Heute weiß keiner mehr genau, wer von ihnen plötzlich mit einem roten Band und einer Sicherheitsnadel die zündende Idee aus der Tasche zog. Das rote Schleifchen war geboren.

Es gibt keine »amtliche« rote Schleife. Es hat sich so ergeben, daß ein Band von etwa 15 Zentimeter Länge, nicht zu breit und aus einem nicht zu spröden Material sich am besten für das Symbol am Revers eignet. Zahlreiche Prominente gingen mit gutem Beispiel voran und hefteten sich vor Auftritten den Orden gegen Aids selbst an.

Längst wird das rote Schleifchen als Symbol der weltweiten Anti-Aids-Kampagnen auf Drucksachen aller Art abgebildet. Es erscheint überall dort, wo den Menschen ins Bewußtsein gerufen werden soll: Aids ist noch nicht vorbei. Alle sollen etwas dagegen tun.

Küsse, Zungenküsse

Kein Risiko bei Küssen. Beim Zungenküssen ist ein Risiko theoretisch nicht auszuschließen, aber weltweit in keinem Fall als Übertragungsweg nachgewiesen.

Körperkontakte, Hautkontakte

Kein Risiko bei Haut- und Körperkontakten wie Händeschütteln, Streicheln, Schmusen.

Übertragung durch die Luft

Kein Risiko. Auch durch Anhusten oder Niesen kann man nicht mit HIV infiziert werden.

Familienleben, Gemeinschaftsleben

Kein Risiko. Niemand kann sich anstecken, auch wenn er mit einem Infizierten in einer Familie oder Wohngemeinschaft eng zusammenlebt.

Essen und Restaurant

Kein Risiko.

Geschirr, Kleidung, Wäsche

Kein Risiko. Die gemeinsame Nutzung von Essgeschirr birgt keine Gefahr. Auch Kleidung oder Wäsche von Infizierten muss nicht gesondert gewaschen werden.

© Bundeszentrale für gesundheitliche Aufklärung